하체 밸런스 스트레칭

여자의 평생 건강과 몸매를 만드는 하루 5분의 기적

하체 밸런스 스트레칭

다카하시 유키 지음 | 조은아 옮김

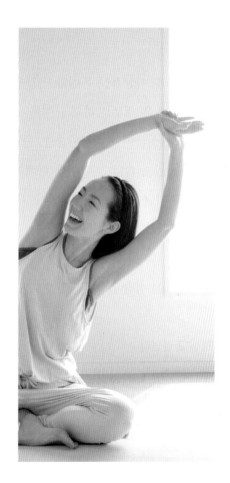

포레스트북스

내 몸의 기적,
하루 5분이면 충분하다

나는 지금까지 수많은 여성에게 이상적인 몸매와 건강을 선사해주었다. 처음 내 수업을 수강하러 오는 사람들은 대부분 하체 균형이 깨져 자세가 나쁘고 호흡이 좋지 않았다. 그중에는 요실금이나 자궁탈출증, 난임처럼 남들에게 터놓기 어려운 문제로 고민하는 사람도 많았다. 그런데 하체 밸런스 스트레칭을 시작하자 그들의 고민은 놀라울 만큼 빠르게 해결되었다.

수강생들에게 '몸이 가벼워졌다', '몸매가 달라졌다', '출산이 굉장히 수월했다', '건강이 좋아졌다' 등의 이야기를 들을 때마다 나는 진심으로 기쁘다. 사실 나도 스트레칭을 시작하기 전에는 심한 통증과 질환으로 고통받았기 때문이다.

단 하루만이라도 건강하게 살고 싶었다

나는 어린 시절 요추 추간판탈출증을 앓았다. 걸핏하면 허리를 삐끗했고 아침마다 극심한 허리 통증에 시달렸다. 심한 날에는 몸을 조금씩 천천히 일으켜야 겨우 침대에서 일어날 수 있을 정도였다. 그뿐만 아니라 빈혈과 생리통도 심했고 저체온증과 냉증도 있어서 일상생활에 지장을 받곤 했었다. 부종도 심해서 다리를 손가락으로 누르면 움푹 들어가 금방 원래대로 돌아오지 않았다. 아침에 신고 나간 구두가 시간이 지날수록 꽉 끼어서 귀가할 때는 손에 벗어 들고 맨발로 걸어야 하는 날도 많았다. 몸이 아프니 기분까지 가라앉았다. '난 아무것도 못 하는 사람이야'라고 자기혐오에 빠지기도 하고, 잘난 사람을 보면 자극을 받아 더 노력하기는커녕 '날 때부터 운이 좋았던 거겠지'라며 시기하는 등 언제나 부정적이었다.

열여섯 살에는 자궁내막증 진단을 받았다. 담당 의사에게 이대로라면 나중에 아이를 낳지 못할 수도 있다는 이야기를 듣고 눈앞이 캄캄해졌다. 그 후 스물세 살이 될 때까지 7년 동안 매일 통증, 질병과 싸웠다. 어떤 치료를 해도 나아지는 기색이 없으니 의사가 수술까지 제안하기도 했다.

아주 조금이라도 효과가 있기를 바라는 마음으로 여러 가지 셀프케어를 시도했는데, 그러던 중 하체 밸런스 스트레칭을 접하게 되었다. 처음 시작할 때는 몸이 무겁고 유연성도 없어서 수업의 반은 제대로 따라 하지 못했다. 천장을 보고 똑바로 누워서 두 다리를 올리기만 해도 허리가 아팠으니 말이다. 그럴 때마다 선생님은 "잘 안 되면 그냥 누워서 쉬어도 괜찮아요"라고 말해주었다. 그 따뜻한 말에 의지하며 할 수 있는 동작만이라도 차근차근해나갔다.

하체 밸런스 스트레칭으로 삶이 바뀌었다

그때까지만 해도 스트레칭이 내가 겪는 고통을 해결해주리라고는 전혀 생각하지 못했다. 다만 잠시라도, 정말 한순간이라도 기분이 나아지면 좋겠다는 생각으로 할 수 있는 동작을 매일 꾸준히 했다. 그러다 보니 나중에는 습관이 되어 스트레칭으로 풀어주지 않으면 몸이 근질근질한 상태가 되었다. 그러면서 놀랍게도 허리의 통증이 사라졌고, 어떤 동작도 가볍게 할 수 있을 정도로 허리와 다리에 힘이 붙었다. 또 자궁내막증도 완치되었다. 아침에 침대에서 일어나지도 못했던 내가 현재 쉴 틈 없이 출장을 다닐 정도로 건강해진 것은 모두 스트레칭 덕분이다.

　이 책은 예전의 나처럼 몸과 마음의 고통을 느끼는 여성들이 조금이라도 건강해졌으면 좋겠다는 절실한 바람에서 시작했다. 나는 많은 여성이 안고 있는 문제를 해결할 방법을 찾기 위해 수많은 자료를 수집하고 오랜 기간 분석했다. 그 결과 골반을 중심으로 몸을 교정하는 완벽한 방법을 찾아냈다. 바로 이 책에 담긴 하체 밸런스 스트레칭이다.

　하체 밸런스 스트레칭은 아무리 몸이 경직된 사람이라도, 움직이길 귀찮아하는 사람이라도 부담 없이 시도해볼 만한 간단한 동작으로 구성되어 있다. 오늘부터 바로 시작해보자! 이 책에서 소개하는 동작을 따라 하며 자신의 몸을 만져보고 차분히 살펴보자. 채 2주가 지나기도 전에 몸이 가뿐해지는 변화를 느낄 수 있을 것이다.

다카하시 유키

하체 밸런스 스트레칭으로 인생을 바꾼 사람들의 후기

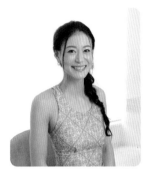

이시다 나오미 | 37세

타고나는 건 줄 알고 포기했던 체형이 아름답게 바뀌었다

내 인생은 하체 밸런스 스트레칭 전과 후로 나뉜다고 해도 과언이 아니다. 과도한 웨이트 트레이닝으로 근육이 뭉치고 몸이 틀어져서 고민하던 때, 유키 선생님의 수업을 듣게 되었다.

하체 밸런스 스트레칭을 시작한 지 3개월이 지나자 만성피로가 사라지고 잘 붓던 다리가 가뿐해졌다. 1년 후에는 근육과 뼈가 바로잡혀서 몸이 가벼워지고 역삼각형이던 체형도 여성스럽게 변했다. 그뿐만 아니라 스무 살 때부터 앓았던 생리불순이 해결되어 거의 15년 만에 매달 규칙적으로 생리를 하게 되었다. 저체온증도 완쾌되어 현재는 매일 정상 체온을 유지하고 있다. 또 만성적이었던 고관절, 허리 통증도 스트레칭을 시작한 이후 거짓말처럼 사라졌다.

이 기적 같은 일을 더 많은 사람에게 나누고 싶어서 강사의 길로 들어섰다. 건강해지고 싶어 하는 모든 이에게 도움이 되겠다는 마음으로 스트레칭을 가르치고 있다.

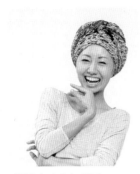

이치무라 다에 | 62세

체중이 3kg 줄고 갱년기 증상과 변비도 해결됐다

10년쯤 전에는 허리와 무릎이 아파서 의료용 코르셋을 벗지 못했고, 매일 통증에 시달렸다. 또 갑자기 열이 오르고 부종, 편두통이 생기는 갱년기 증상도 나타나서 심한 날에는 기분까지 가라앉고 우울해졌다.

그런데 하체 스트레칭을 시작한 후 놀라운 변화가 생겼다. 가장 눈에 띄는 변화는 아무리 운동해도 빠지지 않았던 체중이 3kg 줄고 신장도 1.5cm 정도 늘어났다는 것이다. 친구들도 내 변화를 단번에 알아차렸다. 또한 자세도 좋아져 자연스럽게 어깨 결림 증상도 없어졌다. 허리 통증, 부종, 편두통 그리고 만성 변비까지 오랜 세월 나를 괴롭히던 모든 증상이 어느 순간 사라졌다.

지금도 스트레칭 수업을 받을 때마다 틀어진 몸이 정상으로 돌아가는 게 느껴진다. 몸이 좋아지니 마음도 더욱 긍정적으로 변화했다. 앞으로도 하체 밸런스 스트레칭을 계속하려 한다.

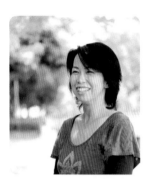

토라야 쿄코 | 46세

평생 고민이던 부종이 해결됐다

유키 선생님의 수업을 들은 첫날, 바로 다리의 부기가 빠져서 무릎을 꿇고 앉기가 수월해졌다. 또 꽉 끼어서 입고 벗을 때마다 고생했던 청바지가 헐렁해졌고, 틀어진 골반을 바로잡은 덕인지 엉덩이에 탄력이 생겼다. 상상을 넘어서는 충격적인 효과였다.

눈에 띄는 변화를 몸소 체험한 후 스트레칭의 효과를 한 사람에게라도 더 전하고 싶은 마음에 강사 자격을 획득했다. 현재 주말에 시간을 내어 여성들을 대상으로 수업을 열고 있다.

내 수업을 들은 수강생들도 저마다 긍정적인 효과를 보고 있다. 피부가 투명해져 얼굴색이 좋아지고 눈매가 또렷해졌다. 처진 가슴이 올라가고 엉덩이에 탄력이 생겼다. 수강생들은 내게 스트레칭을 시작한 뒤 부기가 빠지고 몸이 가벼워졌다는 이야기를 자주 한다. 내가 유키 선생님께 도움을 받았듯, 나도 스트레칭의 효과를 다른 사람에게 나눌 수 있어 행복하다.

나카무라 미키 | 42세

수족냉증과 불면증이 사라졌다

출산 후 어깨 결림, 두통, 허리 통증, 수족냉증이 생기고 자율신경계도 나빠져서 불면증이 심했다. 그런데 하체 밸런스 스트레칭을 시작한 지 얼마 되지 않아 각종 통증과 질환이 없어졌다. 자세도 눈에 보일 정도로 좋아졌다. 건강이 좋아지고 잠도 푹 잘 수 있게 되자 성격도 긍정적으로 바뀌었다.

무엇보다도 스트레칭을 하면서 골반 주변 근육 하나하나를 신경 쓰기 시작했더니, 몸에서 보내는 신호를 알아차리고 바로 대처할 수 있게 됐다. 통증을 참는 게 아니라 통제할 수 있게 된 것이다. 그 덕에 일과 육아를 병행하는 생활도 여유로운 마음으로 받아들이게 되었다.

게다가 업무 성과도 좋아졌다. 스트레칭을 할수록 뇌에 쌓인 피로가 해소되고 정신이 맑아졌기 때문이다. 유키 선생님, 그리고 하체 밸런스 스트레칭과의 만남은 내게 인생이 달라질 정도의 사건이었다.

이케다 유키코 | 46세

출산 후유증을 극복하고 규칙적인 생리 주기를 되찾았다

첫아이 출산 이후 심각한 후유증을 앓았다. 특히 수유 때문에 척추분리증이 악화해서 환절기가 되면 허리 통증이 심해졌다. 한번 통증이 찾아오면 제대로 서 있지도 못하는 생활이 몇 년 동안 반복되었다.

게다가 언젠가부터 생리를 하지 않아 부인과 검사를 했는데, 자궁선근증이라는 진단을 받았다. 또 난관에도 이상이 있어 더는 아이를 가지기 어렵다고 했다. 첫째 아이를 출산할 때만 해도 아무 문제가 없었는데 몇 년 사이에 자궁 상태가 이 정도로 나빠졌다는 사실에 내 몸을 제대로 돌보지 못했다는 죄책감이 들었다.

그때 지푸라기라도 잡는 심정으로 하체 밸런스 스트레칭을 시작했다. 유키 선생님에게 지도를 받으면서 내 몸과 골반이 이렇게나 틀어졌다는 사실을 알고 무척 놀랐다. 처음에는 몸이 굳어서 동작을 잘 따라 하지 못했기 때문에 유착 풀기와 전신 교정, 엉덩이 걷기만 꾸준히 했다. 하지만 그것만으로도 몸속이 따뜻해지고 신진대사가 활발해졌다. 놀랍게도 생리도 다시 하게 되었다.

얼굴색이 좋아지고 몸이 가벼워지니 신기하게도 마음속에 쌓였던 응어리가 깨끗이 사라졌다. 최근에는 중학생이 된 딸도 나를 따라서 스트레칭을 시작했는데, 몸이 가벼워지고 다리가 가늘어졌다고 기뻐한다.

이토 치하루 | 43세

심신이 안정되면서 그토록 원했던 임신에 성공했다

몇 번의 유산 이후 난임으로 고민하던 때, 유키 선생님의 수업을 들었다. 하체 밸런스 스트레칭을 꾸준히 하다 보니 어느새 생리가 규칙적으로 나오고 임신에 대한 불안감과 조바심으로 뒤덮였던 마음에 여유가 생겼다. 놀랍게도, 얼마 지나지 않아 임신이 됐고 정말 예쁜 딸을 낳았다.

출산 후에도 텔레비전을 보거나 딱히 할 일이 없을 때, 나도 모르게 스트레칭을 하는 습관이 생겼다. 스트레칭을 하다 보니 출산 후 생긴 다리 부기와 피로, 근육의 긴장이 풀어져 혈액 순환도 잘되고 몸의 통증이 덜해졌다.

지금은 세 아이의 엄마로, 난임 때문에 고민했던 일이 거짓말처럼 느껴질 정도로 행복한 나날을 보내고 있다.

마쓰모토 나에미 | 40세

우울증이 사라지고 성격이 긍정적으로 변했다

처음 수업을 받은 날 바로 종아리 근육이 말랑말랑해져서 놀랐다. 몸도 가뿐하고 관절이 더 매끄럽고 더 넓은 범위로 움직인다는 게 느껴졌다. 꾸준히 하다 보니 어깨 결림, 눈의 피로, 변비가 사라졌고 체력도 좋아졌다.

스트레칭을 시작하기 전에는 자신감이 부족해서 다른 사람과 비교하며 의기소침해지거나, 억지로 힘을 내다 보니 오히려 더 피곤해지기도 했다. 지금은 근거 없이 부정적인 감정에 사로잡히지 않으며 행동도 적극적으로 바뀌었다. 예전과 달리 마음이 답답해지거나 울고 싶은 기분이 되면 남편이나 친구들에게 솔직히 터놓고 이야기하게 되었다. 게다가 하고 싶은 일이 있으면 적극적으로 행동에 옮기게 되었는데, 이 역시 스트레칭을 꾸준히 한 덕이라고 생각한다. 마치 내 몸의 전원을 내 의지로 켰다 껐다 할 수 있게 된 느낌이다. 지금도 스트레칭을 하면 할수록 몸과 마음 모두 균형이 잡히는 기분이 든다.

❖ 왜 운동을 해도 건강해지지 않을까?

'요가, 마사지, 걷기 등 유행하는 운동은 모두 시도해보았지만, 꾸준히 하지 못하고 이렇다 할 성과도 없다. 다이어트에 성공하거나 건강해졌다는 사람은 많은데, 어째서 나는 잘 안 될까?'

이렇게 생각하며 우울해하거나 자신을 몰아세웠던 적이 있을 것이다. 이는 노력이 부족했거나 타고난 체질이 나빠서가 아니다. 사실은 몸 곳곳에 생긴 유착 때문이다.

❖ 먼저 딱딱하게 굳은 몸을 풀어야 한다

우리 몸의 근육과 내장 중에는 잘 쓰이는 것과 쓰일 기회가 적은 것이 있다. 쓰일 기회가 적은 근육이나 내장은 그만큼 체액의 순환이 원활하지 않아 부분적으로 굳거나 염증이 생기기 쉽다. 이런 상태가 계속되면 딱딱하게 굳은 조직들

날씬해지고 싶다

머리가 자주 아프다

아침에 일어나기가 괴롭다

몸이 뻐근하다

몸 여기저기가 쑤시고 아프다

성욕이 감퇴했다

무기력하고 작은 일에도 짜증이 난다

어깨 결림, 허리 통증이 있다

자도 자도 피곤하다

생리통이 심하다

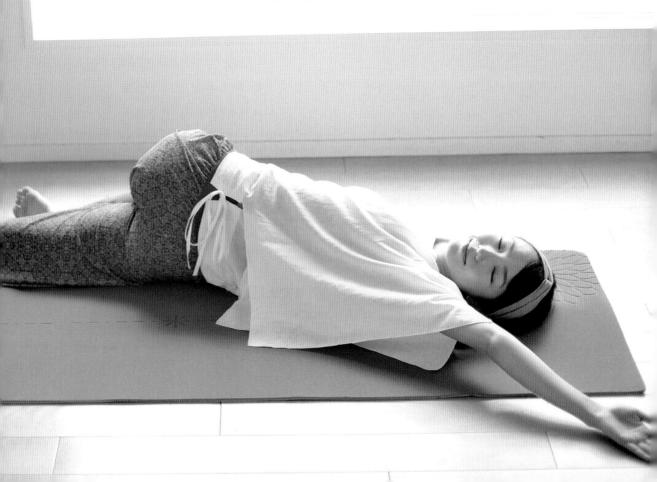

이 서로 엉겨 붙게 되는데, 이것이 바로 유착이다. 한번 생긴 유착은 몸 전체에 퍼지고 그 영향은 골격에까지 미친다.

특히 골반 내의 근육과 내장에 유착이 생기면 체액의 순환뿐 아니라 자율신경계에도 문제가 생긴다. 골반의 유착은 냉증뿐 아니라 여러 가지 통증과 질환을 부르는 주된 원인이다.

몸의 통증이나 질환은 마음의 생기마저 빼앗는다. '쉽게 피곤해진다', '일하기 싫다', '뭘 해도 즐겁지 않다', '사람들과 만나는 일이 점점 귀찮다' 등 부정적인 생각이 들기 때문이다. 이런 감정이 되풀이되면 인간관계에서 점차 고립될 뿐이다. 더 나은 인생을 위해서 조금이라도 빨리 유착을 풀어야 하는 이유다.

❖ 스트레칭은 누구나 할 수 있는 유일한 운동이다

하체 밸런스 스트레칭에는 몸속에 생긴 딱딱한 유착을 풀어, 몸을 보다 유연하고 가뿐한 상태로 되돌리는 비법이 담겨 있다. 그중 핵심은 '유착 풀기' 동작으로, 몸 곳곳에 생긴 유착을 자신의 손과 체중을 이용해서 풀어주는 방법이다. 사람마다 다르지만 일반적으로 유착이 가장 잘 생기는 곳은 골반 안쪽과 다리, 즉 하체다. 유착 풀기는 하체에 생긴 유착을 집중적으로 풀어서 전신의 상태까지 개선한다.

이어서 유착 풀기와 조합했을 때 진가를 발휘하는 스트레칭 프로그램도 소개한다. 이 책에 실린 동작들은 고도의 유연성이나 균형감각을 요구하지 않는다. 잠깐 시간을 내면 누구나 할 수 있을 만큼 간단해서 꾸준히 하기도 쉽다. 몸

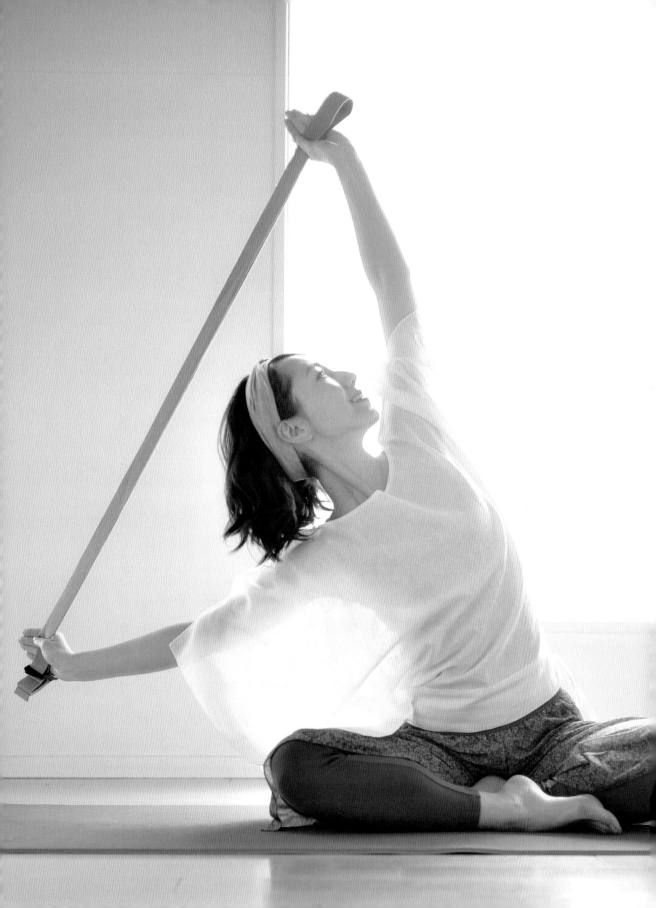

이 유연하지 못한 사람도, 운동할 시간이 없을 만큼 바쁜 사람도 가벼운 마음으로 도전해보자.

평생을 함께해야 하는 몸이니만큼 딱딱하게 경직되거나 탄력을 잃고 처지지 않도록 소중히 관리해야 한다. 하체 밸런스 스트레칭으로 건강하고 아름다운 몸을 되찾자.

❖ 매일 조금씩 꾸준히 하는 게 중요하다

하체 밸런스 스트레칭은 골반을 중심으로 몸 전체를 교정한다. 골반을 유연하게 유지하고 몸을 자유자재로 움직이는 힘을 기를수록 바른 자세가 만들어져 건강하고 아름다운 몸이 된다. 이는 동작을 바르게 따라 하는 데에도 영향을 준다.

통증을 없애고 경직된 근육을 풀기 위해 격렬한 웨이트 트레이닝이나 장시간의 유산소 운동, 비싼 기구가 필요한 것은 아니다. 유착을 만드는 습관을 고치고 스트레칭으로 몸을 관리하는 것만으로도 건강 상태는 반드시 달라진다.

유착 때문에 생긴 질환이나 통증은 몸을 혹사하거나 극도로 긴장한 날 심해지는가 하면, 반대로 별일 없이 보낸 날 갑자기 나타나기도 한다. 몸 상태가 조금 나아졌다가 나빠졌다가를 반복하는 동안 곳곳에 유착이 생기고 서서히 몸을 잠식해 자신도 모르는 사이에 악화하는 것이다.

유감스럽게도, 이렇게 생긴 유착은 어쩌다 하루 관리한다고 해서 풀리는 게 아니다. 커다란 돌덩이를 조금씩 부순다는 생각으로 매일 유착을 풀어나가야 한다. 꾸준한 노력이 몸을 달라지게 하는 가장 빠른 길이다.

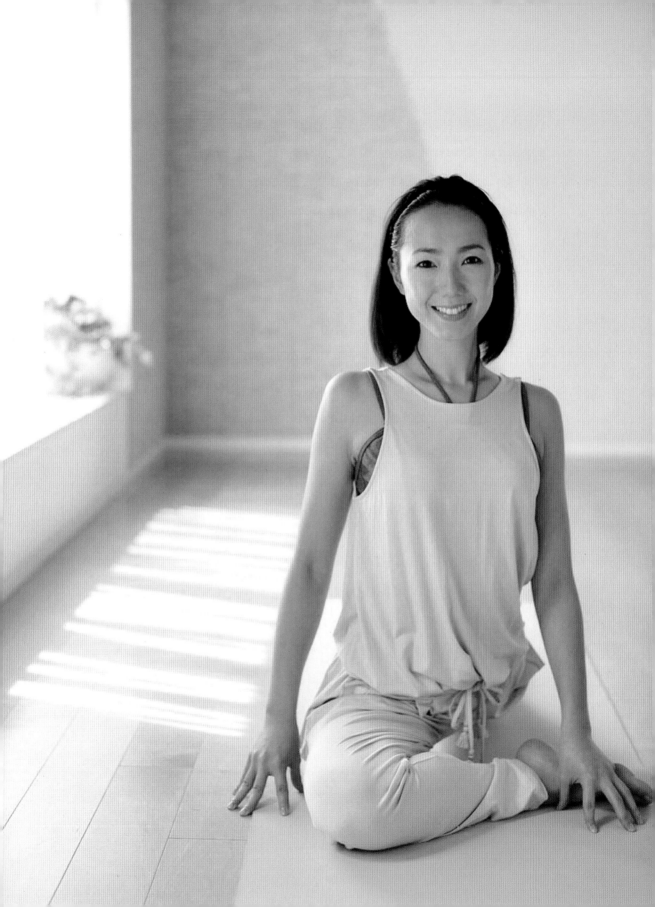

유착이 풀리면 근육이나 내장, 근막의 긴장이 풀리면서 본래 유연했던 상태로 돌아온다. 이 상태가 유지되면 쉽게 틀어지거나 경직되지 않는 몸이 된다. 또 체액의 순환이 좋아져서 몸이 따뜻해지고 각종 질환과 통증도 사라진다. 신진대사가 활발해져서 생기가 넘치고 피부에 윤기가 흐르게 된다.

❖ 하체 밸런스를 바로잡아야만 하는 이유

오랜 기간 스트레칭 수업을 하며 깨달은 사실은 팔다리의 방향 등 동작이 얼마나 정확한지에만 신경 쓰는 사람이 아주 많다는 점이다. 하지만 운동의 본래 목적은 어려운 동작을 정확히 따라 하는 것이 아니라 몸의 에너지를 높이는 것임을 명심해야 한다. 즉, 에너지의 근원이 되는 몸통이 올바른 상태를 유지할 수 있도록 해야 한다.

몸통에는 중요한 장기들이 자리한다. 그리고 이 주요 장기를 받치고 있는 근육이 골반에 있는 골반저근육이다. 골반저근육은 하체 밸런스 스트레칭에서 가장 중요하게 생각하는 근육이다.

동양의학에서는 골반저근육이 유연하면 내장도 튼튼해져서 생명력이나 활기가 넘치는 상태가 된다고 여긴다. 실제로 골반저근육은 생리, 임신, 출산 그리고 배변에 밀접하게 관계하며 호르몬 균형에도 큰 영향을 미친다. 또한 횡격막과 연동되어 호흡과도 관련이 있다.

또 골반저근육을 유연하게 유지하면 즐거운 성생활을 누릴 수 있다. 여성은 성욕 감퇴에 대처할 수 있으며, 남성의 골반저근육은 성기능과 연관이 있어 정

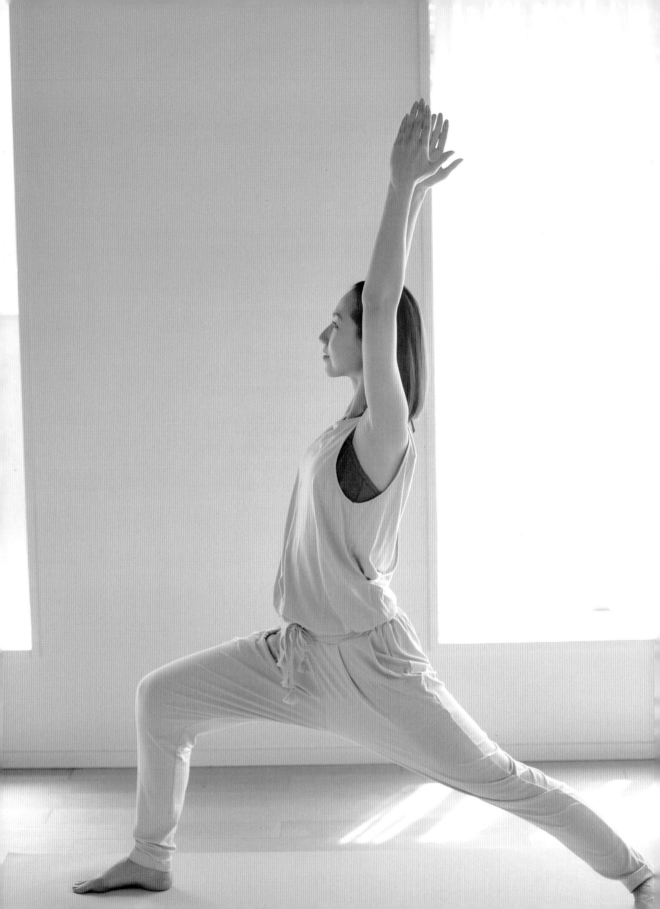

력을 증진시키는 데 도움이 된다. 이러한 신체 구조를 생각해보면, 골반저근육이 '살아가는 힘'과 이어진다고도 할 수 있다.

하체 밸런스 스트레칭을 꾸준히 하면 몸이 이렇게 달라진다	
외모가 달라진다	1 피부가 좋아진다 2 자세가 교정된다 3 체형이 달라진다
건강 상태가 달라진다	1 호흡이 깊어진다 2 통증과 질환이 사라진다 3 몸이 유연하고 가뿐해진다
마음이 달라진다	1 에너지가 생긴다 2 성격이 긍정적으로 변한다 3 행복감이 상승한다

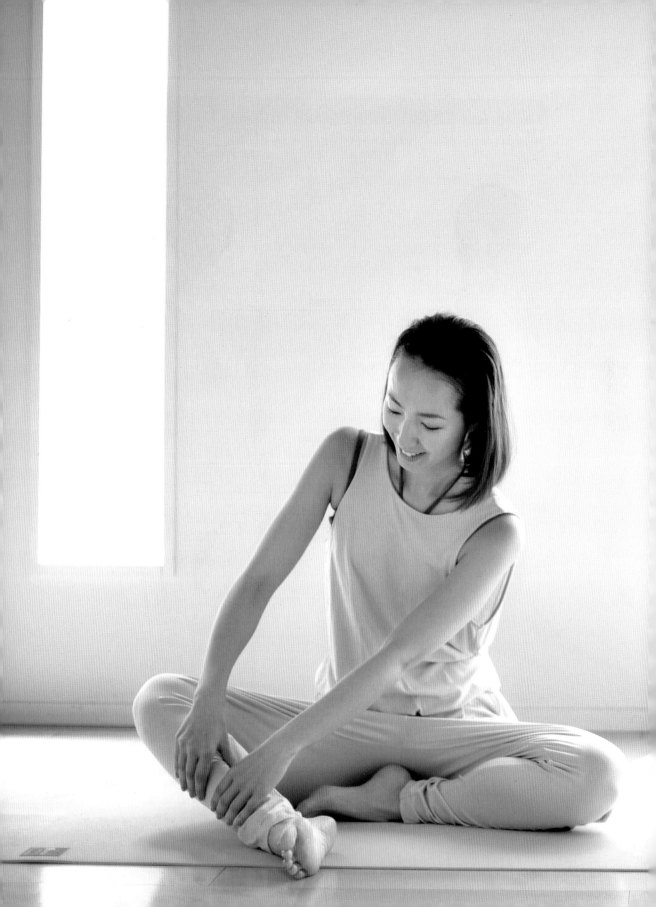

BODY MAP

| 이 책에서 자주 언급되는 뼈와 관절 |

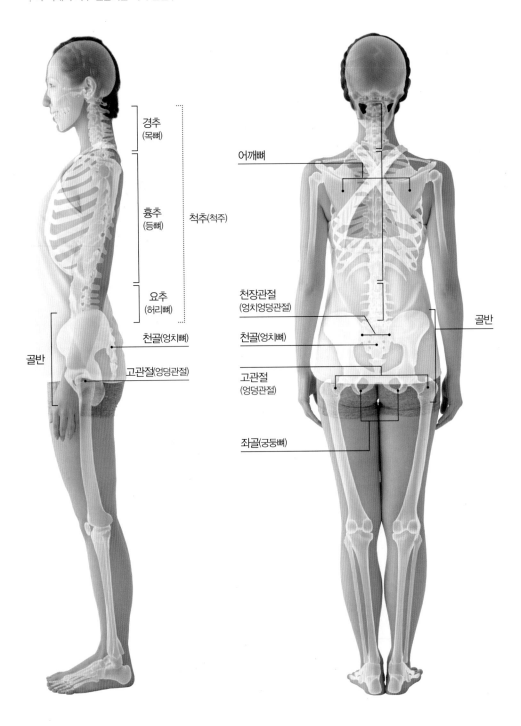

경추
(목뼈)

흉추
(등뼈)   척추(척주)

요추
(허리뼈)

천골(엉치뼈)

골반

고관절(엉덩관절)

어깨뼈

천장관절
(엉치엉덩관절)

천골(엉치뼈)

고관절
(엉덩관절)

좌골(궁둥뼈)

골반

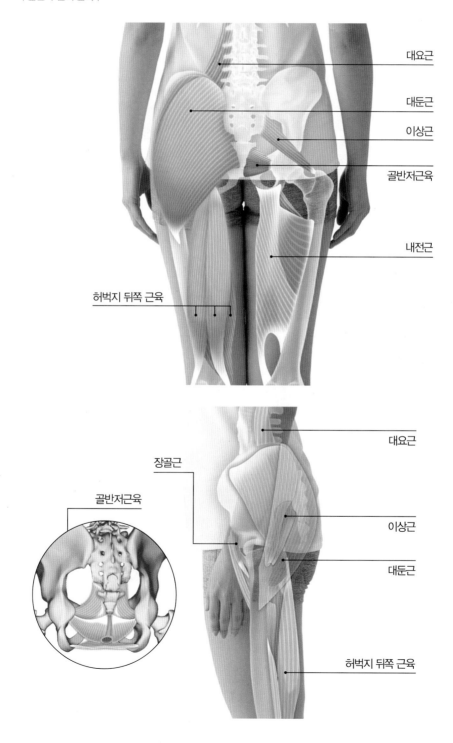

대요근

대둔근

이상근

골반저근육

내전근

허벅지 뒤쪽 근육

대요근

장골근

골반저근육

이상근

대둔근

허벅지 뒤쪽 근육

매트
바닥의 차가운 기운이나 딱딱함 때문에 몸에
과도한 자극이 가해지는 것을 방지하고 동작을
할 때 미끄러지지 않게 한다. 초보자라면 두꺼운 매트를
사용하기를 권한다.

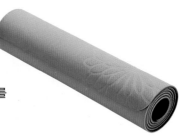

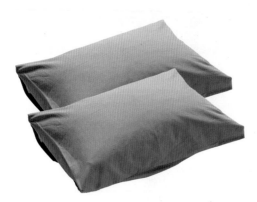

두께가 있는 쿠션
몸의 유연성이 부족할 때 필요하다.
유연성이 심하게 부족한 사람은
두 개를 준비하자.

볼스터
두께가 있는 쿠션으로 대체할 수 있다. 몸이 심하게
경직된 사람은 두 개를 준비하면 좋다.

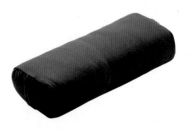

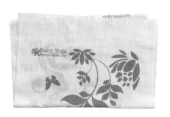

수건
몸의 유연성이 부족할 때 필요하다. 신축성이 있으면 동작을 할 때 도움이 되지 않으므로 신축성이 없는 수건으로 준비한다.

스트랩
몸의 유연성이 부족할 때나 두 팔을 동시에 움직일 때 도움을 준다. 수건으로 대체할 수 있다.

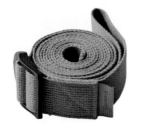

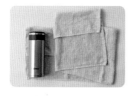

수건으로 싼 텀블러
몸 아래에 깔고 누워서 엉치뼈나 어깨뼈 주변을 자극할 때 쓰면 좋다. 텀블러는 지름 7cm 전후로 엉치뼈의 폭보다 좁은 제품으로 고른다.

텀블러에 수건을 두르는 법
텀블러의 길이에 맞춰서 수건을 접는다. 수건 끝에 텀블러를 놓고 만 후, 수건이 풀어지지 않도록 고무줄을 끼운다. 엉치뼈에 대고 누웠을 때 아프다면 좀 더 두꺼운 수건으로 만다.

목제 블록
반드시 나무로 된 블록을 사용한다. 코르크로 만든 블록은 체중이 실리면 쉽게 변형되므로 사용하지 않는다. 수건으로 싼 텀블러로 대체할 수 있다.

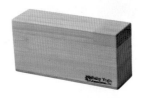

Contents

Chapter 1

내 맘 같지 않은 몸을 바로 세우는
밸런스 스트레칭의 비법

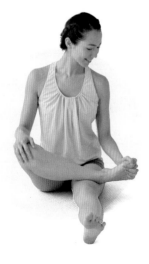

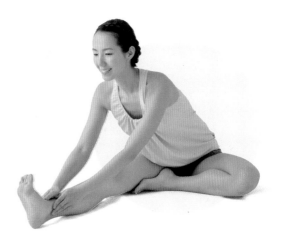

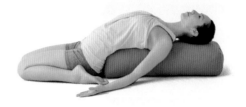

Chapter
3

하루 5분, 2주 안에 완벽한 체질로 거듭나는
하체 밸런스 스트레칭

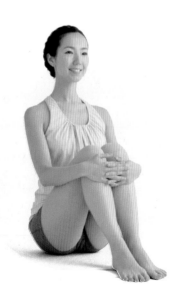

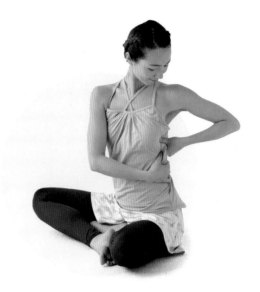

Chapter
4

내 몸을 망치는 나쁜 고리를 끊는
고민 해결 스트레칭

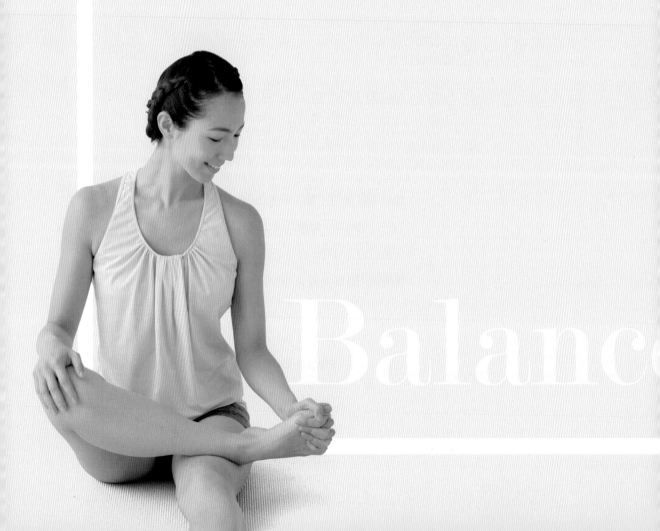

Balance

내 맘 같지 않은 몸을 바로 세우는

밸런스 스트레칭의 비법

Stretching

모든 통증과 질환은
나쁜 자세에서 시작된다

통증과 질환으로 고민하는 사람의 몸을 살펴보면 대부분 곳곳에서 유착이 발견된다. 유착은 체내 조직이 단단하게 뭉친 상태로, 몸속에서 경련을 일으켜 통증을 부르고 체형을 망가트린다. 유착이 심하면 팔을 올렸을 때 어깨가 아프고, 뒤꿈치를 바닥에 붙인 채 상체를 앞으로 숙이지 못한다. 또 무의식중에 자세가 비뚤어진다. 자신의 몸이 이런 상태라고 느끼는 사람이 많을 듯하다.

유착은 생활 습관이나 자세가 나쁠 때, 몸의 균형이 한쪽으로 치우쳐 있을 때, 만성적인 스트레스에 시달릴 때 몸의 근육이 굳으면서 생기기 시작한다. 몸의 긴장 상태가 계속되면 혈액, 림프액, 조직액 등 체액의 흐름이 막혀서 부분적으로 조직이 비틀리며 굳는다. 또 점점 두꺼워져서 서로 달라붙는다.

유착은 몸을 움직이지 않을수록 더 커진다. 컴퓨터나 스마트폰을 오랜 시간 사용하면서 머리와 상체를 계속 앞으로 숙인 채로 지내거나, 차나 에스컬레이터를 타고 다녀서 걷는 시간이 극단적으로 적거나, 걸레질과 같이 몸을 쓰는 집안일을 하지 않으면 바로 유착으로 이어질 가능성이 크다.

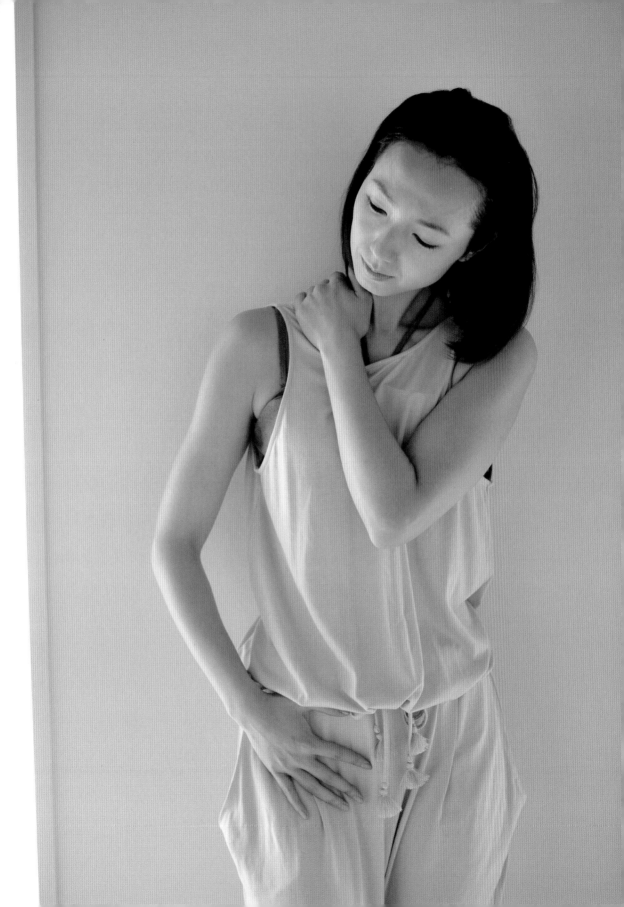

또 정신적 스트레스로 인한 긴장 역시 유착이 생기는 주된 원인이다. 일터나 가정에서 생기는 고민과 스트레스를 해소하지 못해서 과도한 긴장 상태가 계속되면 자율신경이 제 기능을 하지 못하며, 이것이 몸 전체의 정상적인 움직임을 방해해서 상태가 급속도로 나빠진다.

유착이 생기는 단계

1

**유연하고 잘
움직이는 상태**

몸속에 수분이 충분한 상태로, 조직들이 부드럽게 움직인다.

⇩

2

**수분 부족으로
조직이 딱딱하게
굳은 상태**

스트레스를 받거나 몸의 움직임이 적으면 체액의 흐름이 막히고, 몸속에 수분이 부족해져서 조직이 딱딱하게 굳기 시작한다.

⇩

3

**조직들이 뒤엉켜
서로 달라붙은 상태**

수분 부족으로 딱딱하게 굳어진 조직이 서로 움직임을 방해하면서 달라붙는다.

근육이 굳어지면
체형과 자세가 망가진다

근육이나 인대, 힘줄과 같이 안쪽에서 몸을 지탱하는 조직은 체액의 흐름이 나빠지면 차갑게 식는다. 식은 조직이 굳어지면 그 조직을 감싸는 근막이 서로 달라붙기 시작한다. 이를 '근막 유착'이라 한다. 만약 몸이 유연하지 않거나 동작을 따라 하기 어렵다면 이 근막 유착이 원인일 수 있다.

풍선으로 예를 들어보자. 풍선을 분 후에 표면 일부를 잡아당겨 테이프로 붙여서 고정하더라도 풍선은 동그란 형태를 유지한다. 이는 잡아당긴 만큼 나머지 부분의 고무가 늘어나서 원래 모양을 유지하려 하기 때문이다. 우리 몸도 한 근육에 유착이 생기면 다른 근육이 그만큼 늘어나 전체적으로 균형을 맞추려 한다. 즉 어딘가에 유착이 생기면 겉으로 보이지는 않아도 몸속에서 당겨져 늘어나는 부분이 생기는 셈이다.

따라서 몸속 여기저기에 유착이 생길수록 유연하지 못하게 된다. 유착이 생긴 채 요가나 그 밖의 운동을 열심히 한다 한들, 통증만 심해지고 체형도 망가질 뿐이다. 가뿐한 몸으로 돌아가기 위해서는 우선 유착을 풀어야 한다.

유착은 몸 전체에 악영향을 준다

심층부의 근육을 감싸는 근막에 유착이 생겨 움직이지 않으면 표층부에 있는 근육이 심층부 근육의 부족한 힘과 기능을 보충하게 된다. 그 결과 원래는 사용하지 않아도 되는 근육이 두껍고 단단해지며 점점 체형이 망가진다. 반대로 팔이나 다리 등 표층부 조직에 생긴 유착이 심층부에 악영향을 끼치기도 한다.

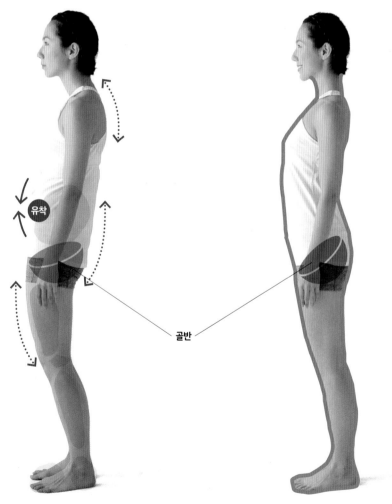

유착

골반

근막 유착이 생기면 그 때문에 당겨진 다른
부분에 부담이 간다.

근막 유착이 없으면 근육이 쉽게 무너지지
않아서 바른 상태를 유지할 수 있다.

왜 자도 자도
피로가 풀리지 않을까

결림이나 냉증, 피로감 등 만성질환 역시 유착과 깊은 관계가 있다. 구석구석까지 체액이 막힘없이 순환해야 몸이 상쾌하고 유연하고 따뜻한 상태를 유지할 수 있다. 하지만 몸이 긴장한 상태가 되면서 체액 순환에 관계하는 장기까지 유착되면 이 흐름은 점점 느려진다. 그러면 따뜻했던 체액이 굳어져 잘 흘러가지 못해 노폐물을 배출하는 힘도 약해진다. 노폐물이 쌓인 몸은 피곤해지기 쉽고, 결림이나 냉증을 일으키기도 한다. 정확한 원인은 모른 채 늘 몸 상태가 좋지 않다고 느끼게 되는 것이다.

이 책에서는 이를 '내장 유착'이라고 부른다. 어떤 내장에 유착이 생기면 그에 관여하는 주변 조직까지 긴장한 상태가 되고 또 다른 유착을 일으킨다. 아랫배가 차갑고 묵직한 느낌이 들어 늘 불편한 사람은 내장 유착을 의심해보자. 이 상태를 해결하기 위해서는 유착에서 시작된 나쁜 고리를 끊어내야 한다.

내장 유착이 생기는 단계

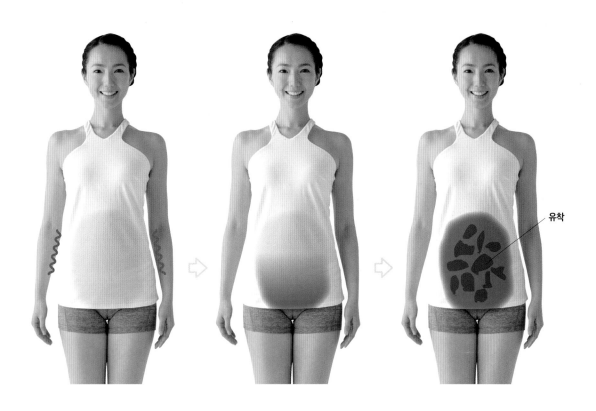

유착

1 냉해진다

근육이 긴장해서 혈액이나 림프 액 순환이 나빠지면 체액을 운 반하는 혈관이 좁아져 몸이 냉 해지기 쉽다.

2 정체한다

체액 순환이 잘 안 되면 영양이 부족해지며, 대사물이나 노폐물 이 배출되지 못하고 쌓이게 된다.

3 유착된다

노폐물이 배출되지 못하면 움 직임이 나쁜 부분에서 내장과 근육, 근막이 딱딱해지고 두꺼 워지는 내장 유착이 생긴다.

망가진 골반이
온몸을 무너뜨린다

유착은 기본적으로 움직임이 적은 부분에 생긴다. 그중에서도 몸 중심에 있는 골반은 특히 유착이 생기기 쉬운 곳인데, 그 이유는 골반 안의 복잡한 구조에 있다.

골반 안쪽에는 주요 장기들이 있을 뿐 아니라 골반과 척추, 하반신을 연결하는 근육까지 밀집해 있어 그 모든 조직이 서로 달라붙기 쉽다. 또한 상반신과 하반신을 연결하고 신경이 통과하는 길인 척추와도 이어지는 등 막중한 역할을 하는 만큼 가해지는 부담도 크다.

앞서 말했듯이 유착은 자세, 체형, 몸과 마음에 생긴 모든 통증과 질환에 관여한다. 지금 어딘가 통증이 느껴지거나 움직이기 불편한 부분이 있다면, 골반에 유착이 생기지는 않았는지 의심해보자. 특별한 통증이 없더라도 골반 내에 이미 유착이 진행 중일 수도 있다.

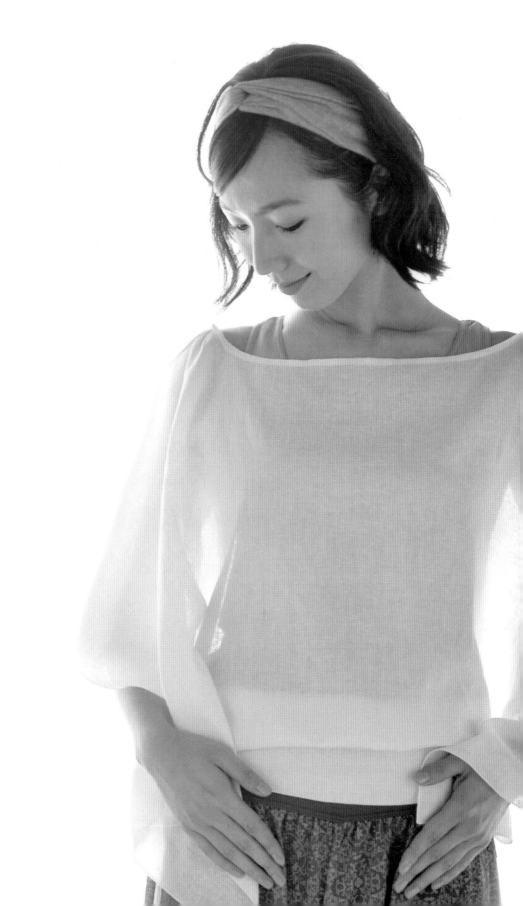

발끝까지 뻗친다

자신도 모르는 사이에 무지외반증이 됐거나 발바닥 안쪽 아치가 무너졌다면 주목하자. 또, 자주 발목을 접질리거나 어느 한쪽만 신발 밑창이 심하게 닳는 사람도 마찬가지다. 이 역시 골반 내 유착이 원인일 수 있다.

　불편한 신발을 신으면 균형이 흐트러져 허리와 고관절이 긴장하게 된다. 긴장 상태가 계속되면 골반 내에 유착이 생기고 다리가 휘기 시작한다. 다리가 휘면 그 영향이 발까지 미쳐서 발과 발목 주변에 이상이 생긴다. 체중을 지탱하는 발이 균형을 잡지 못하면 우리 몸은 자동으로 무릎이나 고관절에 무리를 가해서라도 균형을 맞추려 한다. 그 결과 무릎이나 고관절에 부담이 더해진다. 그 과정에서 유착이 넓게 퍼져 다리가 더 휘어지고 자세는 더 나빠져서, 하반신에 피로가 쌓이고 무릎과 허리에 고통이 심해진다.

　현대인은 특히 고관절에 유착이 생기기 쉽다. 컴퓨터 작업 등으로 오랜 시간 같은 자세로 앉아 있거나 자동차나 에스컬레이터를 타고 다니며 다리를 사용하지 않는 생활을 하다 보면 고관절을 잘 움직이지 않게 되기 때문이다. 관절의 움직임이 점점 나빠지면 유착되는 부분이 늘어난다.

움직이지 않을수록 유착이 늘어난다

골반 내에 유착이 생기면 무릎이 비틀리고, 비틀린 무릎은 발까지 영향을 미친다. 골반과 다리를 연결하는 대요근, 장골근, 이상근 그리고 골반저근육에 유착이 생기면 몸 전체가 틀어진다.

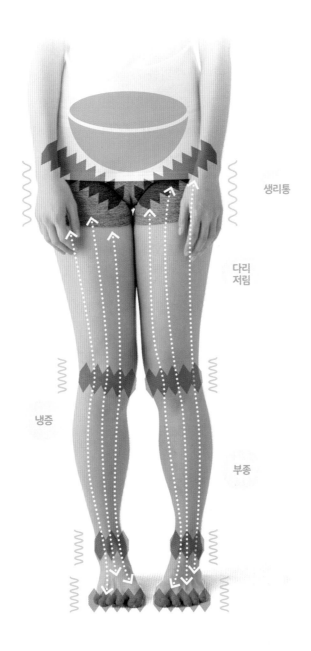

생리통

다리
저림

냉증

부종

척추를 타고 올라간다

좋은 자세란 중력에 의한 압력이 한군데에 집중되지 않도록 체중이 분산되는 자세를 말한다. 그런데 어딘가에 유착이 생기면 몸의 나머지 부분에 체중이 몰리게 된다. 어쩌면 당신도 이런 나쁜 자세로 생활하고 있을지도 모른다. 몸이 조금이라도 굳었다고 생각된다면 주의를 기울이자.

좋은 자세를 유지하려면 우선 골반 상태가 중요하다. 골반 내 척추와 나란히 자리 잡은 심층부 근육이 제대로 활동하지 않으면 새우등이 되거나 허리가 꺾이는 등 자세가 나빠진다. 자세가 나빠지면 척추와 두개골의 정렬이 어긋나서 척추 주변 근육에 부담이 가중된다. 이는 또 다른 유착을 불러서 척추를 지지하는 토대인 골반 주변의 유착을 더욱 악화한다.

척추 주변 근육이 유착 때문에 제 역할을 하지 못한다고 해도, 자세가 바로 무너지지는 않는다. 우리 몸에는 바깥 근육, 즉 표층부 근육이라고 불리는 크고 강한 근육이 있는데 이 근육이 본래 역할 이상을 하려고 애쓰면서 어떻게든 몸을 지탱해주기 때문이다.

하지만 그러는 동안 척추 주변 근육은 점점 쇠약해지고, 몸을 지탱하는 힘도 약해진다. 그러면 배와 등에 있는 표층부 근육과 관절이 대신 몸을 지탱하는 역할을 맡으면서 악순환이 이어진다.

척추 주변 근육이 제 기능을 하지 못하는 상태라면, 설령 매일 만 보씩 걷는다고 해도 걸을 때마다 자세의 균형을 악화시킬 뿐이다. 유착이 생긴 몸으로는 어떤 운동을 해도 효과를 볼 수 없는 이유다.

틀어진 골반이 몸 전체에 미치는 영향

어깨가 앞으로 말리거나 새우등이 되면 여러 근육으로 고르게 분산되어야 할 상반신의 체중이 골반 위에 있는 등 근육에 집중적으로 실린다. 이는 골반을 지탱하는 근육에 부담을 주고, 골반 내 유착을 악화한다. 또 자세가 나빠진 탓에 다른 부분에도 부담이 가중되면서 여러 가지 통증을 일으킨다.

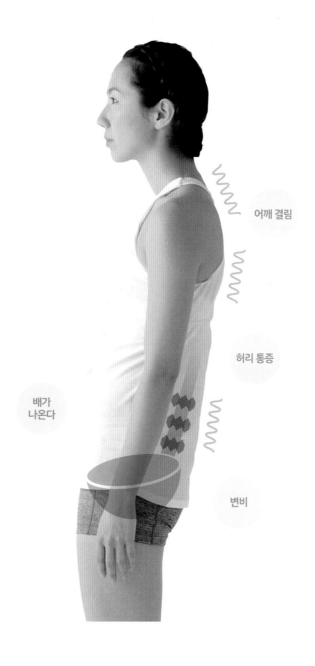

어깨 결림

허리 통증

배가
나온다

변비

잘못된 호흡이 골반 내 순환을 막는다

항상 등이 뻐근하다고 느끼는 사람은 특히 주의가 필요하다. 잘못된 호흡 때문에 유착이 진행될 가능성이 있기 때문이다.

호흡은 혈액 순환을 돕는 기능을 한다. 호흡이 얕으면 교감신경 우위 상태가 되어 근육이 긴장되고 혈액의 흐름이 나빠진다. 그 탓에 체내 조직이 유연함을 잃어 유착이 생기기 쉬운 상태가 된다. 특히 유착되기 쉬운 부분은 골반저근육이다. 앞에서 언급했듯이 골반에는 장기와 근육이 밀집해 있어서 원래부터 서로 유착되기 쉬운 구조이기 때문이다.

코로 천천히 숨을 들이마셔 보자. 자신도 모르게 어깨가 올라가면서 힘이 들어가고 가슴이 막히는 느낌이 든다면 호흡이 얕은 사람이다. 이는 호흡을 할 때 사용하는 근육과 횡격막이 쇠약해져서 일어나는 현상이다. 깊은 호흡이 습관이 된 사람은 어느 정도 이상으로는 유착이 생기지 않을뿐더러, 다소 유착이 생겼다 해도 불편을 거의 느끼지 못하고 건강을 유지한다.

호흡이 얕은 사람은 의식적으로 호흡을 깊게 해보자. 꾸준히 하다 보면 호흡에 관계하는 근육이 반드시 바르게 움직이게 된다. 매일 몇 분이라도 호흡을 깊게 하는 습관을 들이자.

호흡이 깊으면 온몸의 순환이 좋아진다

호흡이 얕아서 혈액 순환이 나빠지면 자잘한 근육이 밀집한 골반 아래쪽 근육은 순식간에 수분을 빼앗기고 딱딱해진다. 골반에 생긴 유착은 곳곳으로 퍼져 전신의 상태를 나쁘게 한다.

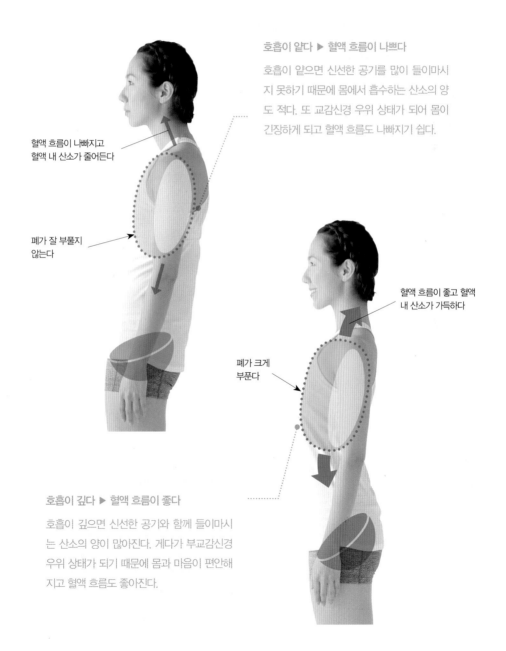

호흡이 얕다 ▶ 혈액 흐름이 나쁘다

호흡이 얕으면 신선한 공기를 많이 들이마시지 못하기 때문에 몸에서 흡수하는 산소의 양도 적다. 또 교감신경 우위 상태가 되어 몸이 긴장하게 되고 혈액 흐름도 나빠지기 쉽다.

혈액 흐름이 나빠지고 혈액 내 산소가 줄어든다

폐가 잘 부풀지 않는다

혈액 흐름이 좋고 혈액 내 산소가 가득하다

폐가 크게 부푼다

호흡이 깊다 ▶ 혈액 흐름이 좋다

호흡이 깊으면 신선한 공기와 함께 들이마시는 산소의 양이 많아진다. 게다가 부교감신경 우위 상태가 되기 때문에 몸과 마음이 편안해지고 혈액 흐름도 좋아진다.

여자에게 골반 건강이
특히 중요한 이유

골반저근육은 골반 내에 있는 내장의 기능과 혈액 흐름에 영향을 미친다. 골반은 특히 부인과 질환과 상관이 있다. 골반저근육에 유착이 생기면 혈관과 신경이 팽팽해지면서 혈액 흐름이 나빠진다. 이 상태 그대로 생활하면 골반 주변이 마치 노화한 것처럼 변하고 생리전 증후군이나 생리통, 생리불순 등 부인과 계통의 질병이 생긴다. 골반저근육은 방광과 직장을 받쳐주는 위치에 있어 배변이나 성행위와도 밀접하게 연관되어 있다. 따라서 이곳에 생긴 유착은 요실금, 성욕 감퇴의 원인이 되기도 한다.

반대로 골반저근육이 탄력적이고 유연하다면 임신이 되기 쉽고 출산도 훨씬 수월하게 할 수 있다. 골반저근육으로 둘러싸인 산도를 통해서 태아가 나오기 때문이다. 아이를 낳거나 나이가 들면 발생하기 쉬운 자궁탈출증을 예방하는 데에도 도움이 된다. 또한 골반저근육이 유연하게 유지되면 자율신경과 호르몬 균형이 조절되어 매일 상쾌한 하루를 보낼 수 있다. 골반저근육에 생긴 유착을 풀어줘야 몸이 쇠약해지는 것을 방지하고, 젊고 건강하며 행복한 삶을 누릴 수 있다.

골반 내 근육은 신경에도 영향을 미친다

골반 내에는 장, 방광, 자궁 등의 내장이 있고 대요근, 장골근, 골반저근육이 복잡하게 얽혀 있다. 또 상반신과 하반신을 연결하는 큰 혈관과 신경도 지나간다. 여기에 유착이 생기면 당연히 내장의 상태가 나빠지고 혈액 흐름과 신경 전달에 악영향이 미친다.

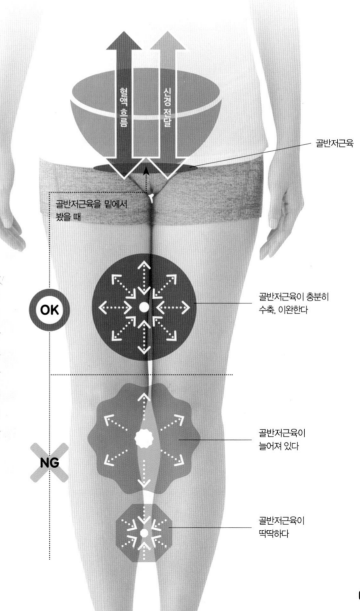

골반 아래에서 내장을 받쳐주는 골반저근육이 쇠약해지면 자궁탈출증이나 요실금, 생리통이 생기고 성행위 시 불쾌감을 느끼기도 한다. 골반저근육은 충분히 신축성이 있는 상태가 이상적인데, 현대 여성의 다수는 골반저근육이 힘없이 늘어졌거나, 반대로 너무 딱딱하게 굳어 있다.

혈액 흐름

신경 전달

골반저근육

골반저근육을 밑에서 봤을 때

OK

골반저근육이 충분히 수축, 이완한다

NG

골반저근육이 늘어져 있다

골반저근육이 딱딱하다

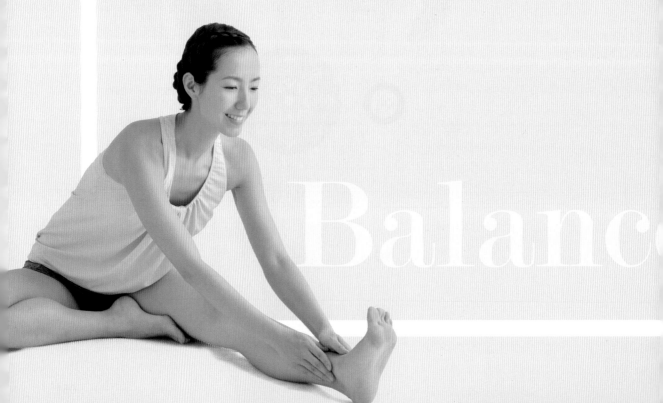

Balance

딱딱하게 굳은 하체를 풀면 전신이 살아난다

유착 풀기 스트레칭

Stretching

눌렀을 때 아프다면
병이 시작되고 있다는 증거다

유착이 없는 몸으로 되돌리려면 먼저 자신의 몸 상태를 파악해야 한다. 움직일 때 아픈 곳은 없는지, 근육이나 내장이 딱딱하게 굳어 있지는 않은지 확인해보자. 지금까지는 신경 쓰지 못하고 지냈더라도, 자신의 몸 상태를 알게 되면 생활 방식이 자연스레 변하면서 몸도 달라진다. 상태가 좋지 않은 부분을 의식해서 자세를 바로잡거나 잠시 짬이 나는 시간에 호흡이나 마사지를 하는 등, 불편함이나 아픔을 누그러뜨릴 행동을 취하기 때문이다.

하지만 그 전에 자신의 몸에 유착이 있는지 어떤지 모르겠다는 사람이 많을 듯하다. 그렇다면 지금부터 유착이 생긴 근육이나 내장을 간단하게 찾는 방법을 알아보자.

우선 움직일 때 조금이라도 아프거나 불편한 부분이 있다면 그 주변을 자극해보자. 근육과 근육 사이에 손가락을 서서히 찔러 넣는 느낌으로 강하게 누르면서 문질러보자. 아랫배 쪽은 손가락 두 개나 세 개로 천천히 꾹 눌러보고, 팔이나 허벅지는 뼈에서 잡아 뜯는 듯한 느낌으로 근육을 쥐어본다. 손이 닿지 않는 엉덩이나 등을 자극하고 싶다면 천장을 보고 똑바로 누워서 골프공 등을 몸과 바닥 사이에 넣어 눌러보자.

만약 눌렀을 때 아프다면 유착이 있다는 증거다. 유착이 되어 딱딱해진 부분을 자극하면 통증이 느껴지고, 유착을 풀어서 혈액이 원활하게 통하도록 해주면 무언가에서 해방된 듯한 시원함을 느끼게 된다.

통증은 몸에서 보내는 SOS 신호다. 근육이나 근막, 힘줄이나 뼈에 유착이 생겨 제 역할을 하지 않으면 신경은 통증이라는 신호를 보내 이를 알린다. 그러니 눌렀을 때 아프다면 유착을 의심해야 한다.

손가락으로 꾹 눌러본다

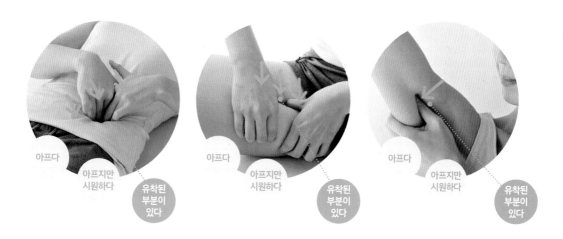

아프다 / 아프지만 시원하다 / 유착된 부분이 있다

아프다 / 아프지만 시원하다 / 유착된 부분이 있다

아프다 / 아프지만 시원하다 / 유착된 부분이 있다

유착이 풀리는 단계

1
딱딱하게
뭉친다

근육이나 근막 중 움직임이 적은 부분은 체액의 순환이
원활하지 않아 조직이 딱딱해지고 유착이 생긴다.

유착 풀기

2
자극해서
푼다

유착된 부분을 집중적으로 강하게 자극하면 딱딱해진
조직이 이를 인식하고 '통증'이라는 SOS 신호를 보낸다.

유착 풀기

3
순환이 다시
좋아진다

혈액 순환이 원활하지 않아서 냉해지고 유착되었던 부
분이 부드러워지고, 일시적으로 혈액이 순환하면서 유
착이 풀리기 시작한다.

골반 상태를 확인하는
간단한 방법

유착이 생겨 움직임이 불편해지거나 내장이 제대로 순환하지 못하면 골반 주변의 상태는 빠르게 나빠진다. 그런데 문제는 골반 안쪽은 직접 만져서 유착을 풀어주지 못한다는 것이다.

우선 골반 내 유착은 무릎 뒤쪽을 눌러보면 간단하게 확인할 수 있다. 무릎 뒤쪽은 발바닥으로 이어지는 근육과 허리에서 내려오는 근육이 맞닿는 부분으로, 움직임이 적어 상대적으로 유착이 생기기 쉽다. 그리고 골반 내 유착 때문에 생기는 경련의 영향을 집중적으로 받기도 한다. 무릎 뒤쪽을 손가락으로 꾹 눌러 주무르거나 자극을 주었을 때 통증을 느낀다면 골반 내에도 유착이 있다는 증거다.

무릎 또는 허리가 아프고 냉증이나 부종이 심하며 아무리 쉬어도 다리의 피로가 풀리지 않는다면, 근육이나 내장에 유착이 생긴 상태다. 이때 역시 무릎 뒤쪽을 누르면 통증이 느껴진다. 무릎 뒤쪽을 누르고 문질러서 유착을 풀어주면 다리 전체의 순환이 원활해지고, 유착이 생기기 쉬운 골반 주변의 근육과 내장이 정상적으로 움직인다.

오른쪽 사진과 같이 무릎 뒤쪽을 눌러보았을 때 통증이 느껴진다면 오늘부터 매일 5분씩 자기 전에 무릎 뒤쪽을 주무르는 습관을 들이자. 꾸준히 풀어주다 보면 유착 때문에 생겼던 허리 통증이나 냉증이 완화되고 다리 부기도 깨끗이 사라질 것이다.

골반 내 유착 확인하기

천장을 보고 똑바로 누워 무릎을 세우고, 무릎을 굽힌 채로 한쪽 다리를 들어 올린다. 무릎 뒤쪽 움푹 들어간 부분을 집게손가락과 가운뎃손가락으로 세게 누른다. 손가락에 닿는 근육을 잡아서 좌우로 튕기듯이 마사지를 한다. 만약 자극이 느껴지지 않는다면 좀 더 세게 누른다.

사진에서 사선으로 칠한 부분을 손가락으로 눌러서 푼다. 세게 누르면 무릎 뒤쪽에 연결된 족저근까지 풀 수 있다. 마사지할 때는 최대한 힘을 주어 꾹꾹 누른다. 미리 손톱을 다듬어서 피부에 상처가 나지 않도록 조심하자.

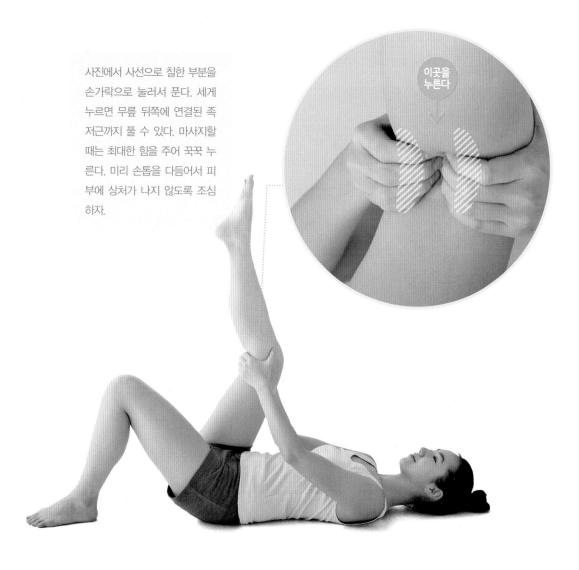

이곳을 누른다

몸의 밸런스를 파악하는
네 가지 자세

몸을 지탱하는 건 뼈뿐만이 아니다. 근육이 없으면 우리 몸은 자세를 유지하지 못하고 무너지고 만다. 골격이 휘는 것도 대부분 잘못된 근육이 원인이다. 근육이 올바른 위치에 있어야 바른 자세를 유지할 수 있다. 어느 한 근육이 유착되어 제 기능을 하지 못하면 몸은 균형을 맞추기 위해 다른 근육을 무리하게 잡아당기게 되고 그 때문에 자세가 뒤틀린다. 따라서 자세를 보면 유착이 생겼는지 어떤지 알 수 있다.

이번에는 네 가지 자세를 취해서 몸 안에 숨겨진 유착을 찾아보자. 네 가지 자세나 취해봐야 한다니 번거롭다고 생각할지 모르지만, 사람마다 자주 취하는 자세가 다르고 근육이 발달한 부분이 다르기에 다양한 자세를 해봐야 정확하게 진단할 수 있다.

예를 들어 상반신 표층부에 있는 근육이 강하면 골반 주변의 근육이 유착되었다 해도 바른 자세로 설 수 있다. 하지만 똑바로 눕는 자세 등 상반신의 표층부 근육이 힘을 쓰지 못하는 상태가 되면 몸의 틀어진 부분이 드러난다. 즉 서

있는 자세, 엎드린 자세, 앉은 자세 등 각각 다른 자세를 취해봐야 한 가지 자세
에서는 눈치채지 못했던 몸의 상태를 알 수 있다. 그러면 어느 부분을 교정해야
하는지도 진단할 수 있다.

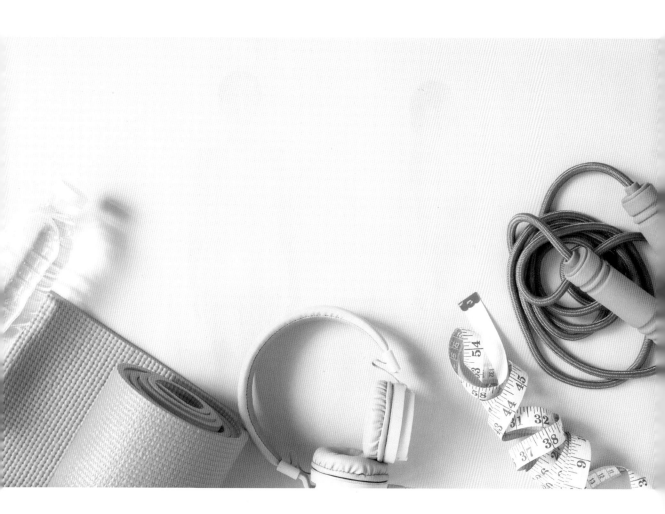

서 있는 자세

두 발을 모으고 서서 팔을 아래로 내려뜨린다.

[바른 자세]

• 두 발의 안쪽 복사뼈 아래에 무게중심이 고르게 실린다.
• 허벅지가 붙는다.
• 옆에서 봤을 때 귀, 어깨, 무릎, 복사뼈가 일직선을 이룬다.

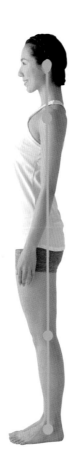
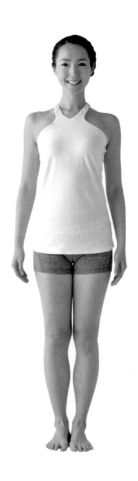

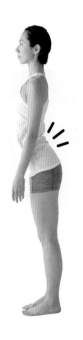
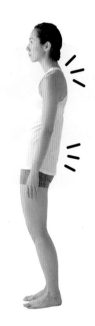
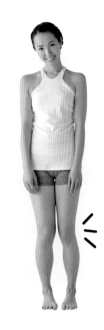

허리가 꺾인다

허리가 꺾인 채로 중심이 앞으로 쏠려 있다. 등 쪽 표층부 근육이 강해서 심하게 당기는 데 비해, 상반신 앞쪽 근육은 약해서 배가 나온다. 호흡이 얕고 간이나 소화기관, 심폐기능이 약하며 신경이 날카로워지고 호르몬 균형이 흐트러지는 등 자율신경계에도 이상이 나타나기 쉽다.

아랫배가 볼록하다

골반 주변의 근육이 쇠약해지고 유착이 생긴 상태다. 남들보다 피로를 자주 느끼고, 요실금 등의 증상이 나타난다. 여성은 특히 출산 후에 이런 자세로 변하기 쉽다. 힘을 빼면 턱을 앞으로 내민 채 새우등이 되는데, 바른 자세로 서려고 하면 배나 엉덩이에 힘이 들어간다.

다리 사이에 틈이 있다

어깨가 앞으로 말리고 배에 힘이 없는 사람은 골반이 뒤쪽으로 빠지는 경향이 있다. 허벅지나 종아리가 딱 붙지 않고 틈이 있으면 다리가 가늘다고 기뻐하는 사람도 있겠지만, 사실은 하반신에 생긴 유착 때문에 다리가 휜 상태다.

가부좌를 틀고 앉은 자세

바닥에 앉아서 왼쪽 발꿈치를 오른쪽 고관절 위에, 오른쪽 발꿈치를 왼쪽 고관절 위에 올린다. 가부좌를 틀고 앉으면 허리가 둥글게 말리는 사람이 많다. 그럴 때 바른 자세로 앉으려고 허리를 꺾어 등을 세우고 가슴을 펴곤 할 텐데, 이는 상반신 쪽 근육도 약하다는 증거다.

[바른 자세]

- 체중이 좌우 고르게 실린다.
- 양쪽 무릎이 바닥에 붙는다.
- 두개골, 흉곽, 궁둥뼈가 일직선을 이룬다.

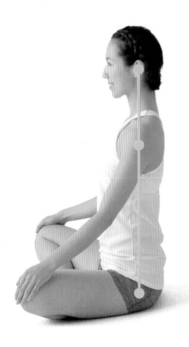
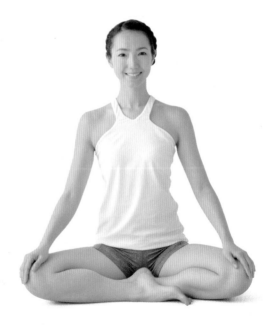

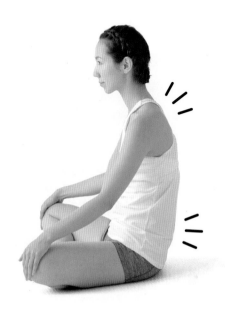

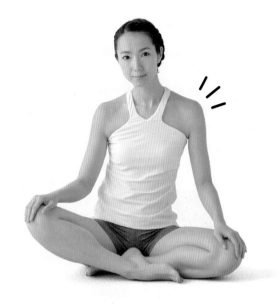

허리부터 등까지 둥글게 말린다

척추 쪽 근육과 골반저근육이 약해져 유착이 생긴 상태
다. 몸의 표층부 근육도 전체적으로 약한 편이라 쉽게 피
로를 느끼고 호흡이 얕으며 소화기관이나 신장기능에 스
트레스성 장애가 나타나기 쉽다.

좌우 차가 크다

앞에서 봤을 때 좌우 차가 있는 사람은 체력이 좋지 않
을 가능성이 크다. 자율신경이 제 기능을 하지 못해 쉽게
피로를 느끼기 때문이다. 오른쪽 어깨가 위로 올라간 사
람은 과식이나 비만으로 인한 문제가 생길 수 있고, 왼쪽
어깨가 올라간 사람은 간 기능 장애 등이 나타날 가능성
이 크다.

엎드린 자세

손바닥과 무릎으로 바닥을 짚고 엎드린다. 두 손은 어깨너비만큼 벌리고 다리는 모은다. 엎드린 자세를 유지하기 힘들고 바로 허리가 꺾이거나 배가 처진다면 척추나 골반 주변 근육이 약하다는 증거다. 어깨뼈부터 팔, 손목까지 똑바로 뻗은 사람은 다리도 휘지 않고 곧다.

[바른 자세]
· 두 손 모두 손가락이 앞으로 향하고 엄지손가락 첫 마디 주변에 무게중심이 실린다.
· 팔꿈치가 바깥쪽으로 향한다.
· 두개골, 흉곽, 궁둥뼈가 일직선을 이룬다.

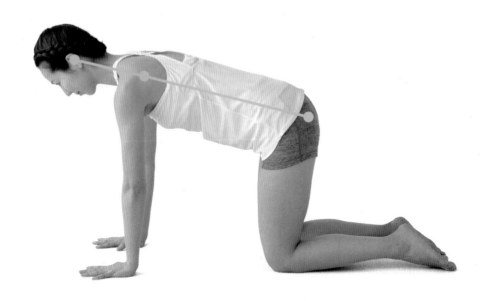

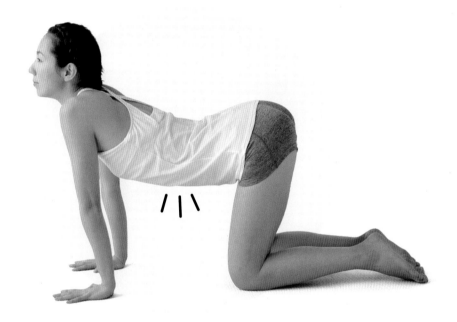

허리가 꺾이고 팔꿈치가 안쪽으로 들어간다

엄지손가락에 체중이 실리지 않고 바닥에서 뜬다. 특히 여성은 팔꿈치가 몸의 안쪽으로 들어가고 다리가 휘는 경우가 많다. 어깨에 힘이 들어가서 고개가 움츠러들거나 허리가 꺾이고 배가 처진다면, 상반신 쪽 심층부 근육이 약하다는 증거다. 만약 손목이 아프다면 발목에도 문제가 있을 가능성이 크다.

무릎을 세우고 앉는 자세

바닥에 앉아서 양쪽 무릎을 세우고 두 손을 정강이 앞으로 모은다. 이 자세는 궁둥뼈가 바닥에 닿도록 수직으로 세워 앉는 것이 핵심이다. 궁둥뼈로 앉는 자세에 관한 자세한 설명은 96~99쪽을 참고하자. 바르게 앉지 못한다면 그만큼 척추나 골반 주변의 근육, 복근의 힘이 약하다는 증거다.

[바른 자세]

· 체중이 좌우 고르게 실린다.
· 두개골, 흉곽, 궁둥뼈가 일직선이 된다.

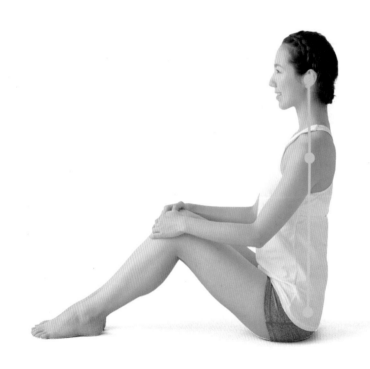

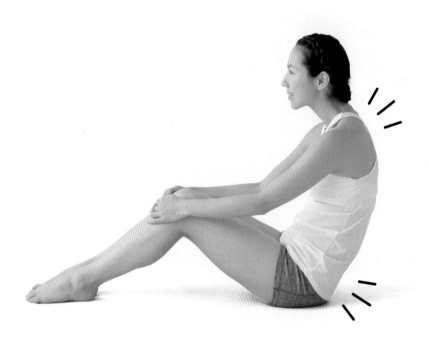

등부터 허리까지 상반신이 둥글게 말린다

샅굴 부위(배의 앞부분을 아홉 부위로 나눌 때 아래쪽에 있는 부위)에 힘이 없고 허벅지나 허리가 경직되어 있다.
평소에도 척추나 골반 주변의 근육이 아니라 몸의 표층부에 있는 근육에 의지해서 자세를 유지하고 있을
가능성이 크다.

유착을 풀기 전에는
어떤 운동도 소용없다

스스로 몸을 교정하는 방법은 크게 두 가지다. 하나는 '몸을 움직여서 교정하는 법'으로, 요가나 스트레칭이 이에 속한다. 하지만 이것만으로는 심층부에 생긴 유착까지 풀기 어렵다. 오히려 딱딱하게 굳은 유착 때문에 몸이 생각대로 움직이지 않아 무리해서 늘이거나 비틀다가 다칠 우려가 있다. 운동을 하다 다친 경험이 있는 사람들은 대개 유착이 있는 상태에서 무리해서 움직였기 때문이다.

다른 하나는 '손으로 유착을 푸는 법'이다. 스트레칭이라면서 웬 마사지냐고 의아하게 여길지 모르지만, 이것이 하체 밸런스 스트레칭의 가장 큰 특징이다. 이 책에서는 스트레칭 동작에 들어가기 전, 반드시 유착 풀기 단계를 거친다. 이 단계에서는 발끝부터 고관절 주변까지 근육을 풀어주는데, 그 효과는 몸 전체에 미친다. 전체 근육의 70%를 차지하는 하반신 근육을 풀면 막혔던 체액이 제대로 흐르며 순환이 원활해지기 때문이다. 순환이 개선되면 자율신경에도 영향이 미쳐 마음도 편안해진다. 이 유착 풀기가 몸을 극적으로 변화시키는 핵심 열쇠다.

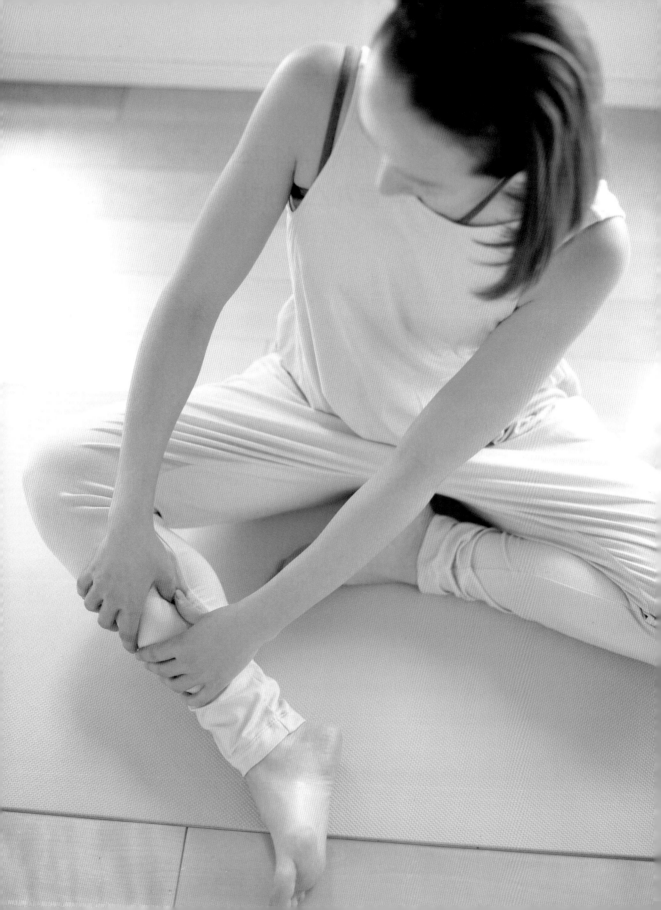

몸 안쪽까지 구석구석
유착 풀기 스트레칭

유착 풀기는 발바닥부터 고관절 주변까지 정성스럽게 하체를 풀어주는 동작으로 이루어져 있다. 이 동작은 직접 손이 닿기 힘든 골반 안쪽이나 상반신의 심층부 근육에도 효과가 미친다.

다리는 온종일 몸을 지탱하고 있어서 자신도 모르는 사이에 피로가 쌓이는 부분이다. 매일 서서 일하는 사람뿐만 아니라 오랜 시간 같은 자세로 앉아 있는 사람에게도 마찬가지다. 또 다리에는 수많은 혈이 있어서 이곳의 유착을 풀면 몸의 다른 부분에 생긴 질환도 해결할 수 있다. 유착 풀기의 모든 단계를 마치고 나면 다리 부기는 물론 어깨 결림과 허리 통증, 피로가 해소되고 머리도 맑아지는 느낌이 들 것이다.

유착 풀기는 크게 압박하기, 두드리기, 늘이기와 잡아당기기 세 가지 방법으로 근육의 긴장을 풀면서 진행한다. 동작을 따라 할 때 호흡을 느긋하게 하면 더 큰 효과를 얻을 수 있다.

유착 풀기에 효과적인 세 가지 방법

1 압박하기

꼬집거나 누르며 압박을 가했다가 다시 이완하면서 혈액의 펌프 작용을 돕는다. 표층부와 가까운 근육과 연한 조직을 푸는 데 효과가 있다.

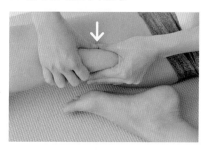

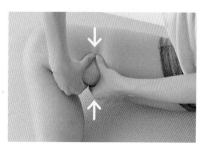

2 두드리기

한 부위를 규칙적으로 두드리면 그 진동으로 유착이 풀린다. 뼈와 뼈 주변, 힘줄과 같은 심층부나 딱딱해진 조직에 효과가 있다.

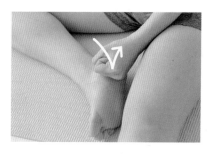

3 늘이기 · 잡아당기기

근육이 늘어나고 줄어드는 것을 이용한 풀기 방법이다. 수축과 이완을 반복하면서 혈액을 통하게 한다. 관절 주변에 생긴 유착을 푸는 데 효과가 있다.

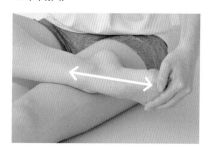

유착 풀기의 순서

1 발바닥　　2 발가락 사이　　3 발목　　4 발등, 발꿈치　　5 고관절
6 복사뼈　　7 무릎 아래　　8 허벅지　　9 무릎 주변과 다리 전체

※ 양쪽 다리 모두 1~9번까지 순서대로 유착 풀기를 한다.

01 발바닥 밟기

바닥에 쭈그리고 앉아서 오른쪽 발바닥을 위로 향하게 한 뒤 왼발 뒤꿈치로 누른다. 밟을 때는 왼쪽 뒤꿈치에 체중을 싣고, 위치를 옮겨가며 오른쪽 발바닥 전체를 지그시 밟는다. 밟기 힘든 뒤꿈치 주변은 손으로 주물러서 푼다.

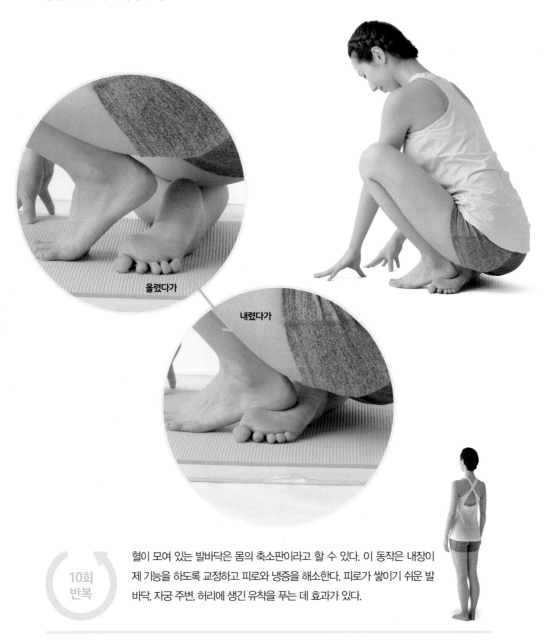

올렸다가

내렸다가

10회
반복

혈이 모여 있는 발바닥은 몸의 축소판이라고 할 수 있다. 이 동작은 내장이 제 기능을 하도록 교정하고 피로와 냉증을 해소한다. 피로가 쌓이기 쉬운 발바닥, 자궁 주변, 허리에 생긴 유착을 푸는 데 효과가 있다.

02 발가락 자극하기

바닥에 앉아 다리를 앞으로 뻗는다. 왼쪽 허벅지 위에 오른쪽 발목을 올리고, 오른손으로 오른쪽 무릎을 가볍게 누른다. 오른발 발가락 사이에 왼손 손가락을 끼고 강하게 쥐었다가 펴면서 발가락 사이를 벌린다.

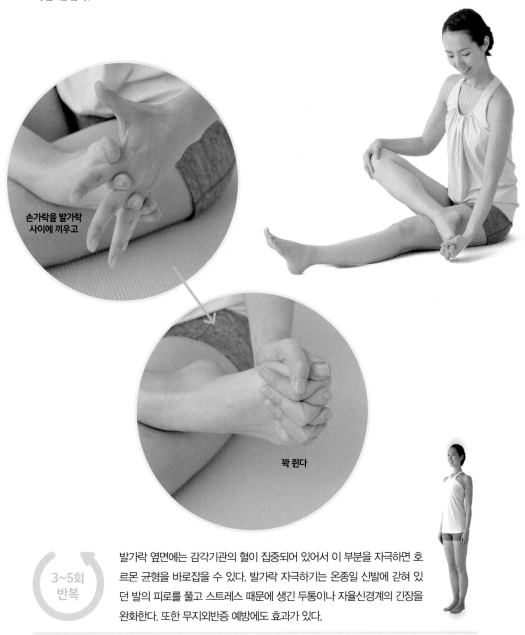

손가락을 발가락 사이에 끼우고

꽉 쥔다

3~5회
반복

발가락 옆면에는 감각기관의 혈이 집중되어 있어서 이 부분을 자극하면 호르몬 균형을 바로잡을 수 있다. 발가락 자극하기는 온종일 신발에 갇혀 있던 발의 피로를 풀고 스트레스 때문에 생긴 두통이나 자율신경계의 긴장을 완화한다. 또한 무지외반증 예방에도 효과가 있다.

03 발목 돌리기

2번 자세 그대로 발목을 안쪽으로 돌렸다가 바깥쪽으로 돌리기를 번갈아 반복한다. 느긋하게 호흡하며 발목을 천천히, 최대한 크게 돌리는 게 중요하다.

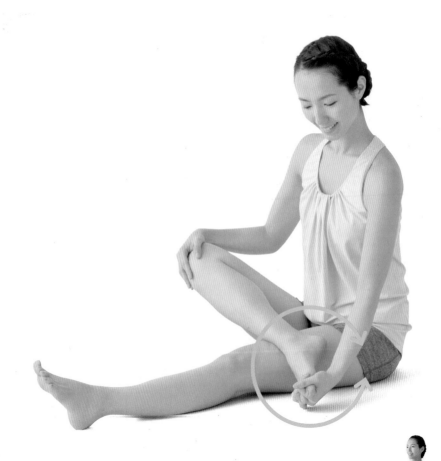

5~10회씩
반복

불편한 신발을 자주 신거나 서 있을 때 또는 걸을 때의 나쁜 습관으로 생긴 유착을 푸는 데 좋다. 몸의 중심을 바로잡고 서 있는 자세를 올바르게 바꾸며, 냉증을 예방하고 자율신경이나 호르몬 균형을 개선하는 데에도 효과가 있다.

04 발등과 발꿈치 늘이기

3번 자세에서 양손으로 오른쪽 발끝과 발꿈치를 각각 잡는다. 숨을 내쉬면서 발등을 발목 쪽으로 당겨서 발꿈치 부분을 늘인다. 그다음 손의 힘을 빼면서 숨을 들이마셨다가 다시 내쉬면서 양손을 각각 무릎과 발끝을 잡고 반대로 발등을 늘인다. 이때 발등이 정강이와 일직선이 되게 한다.

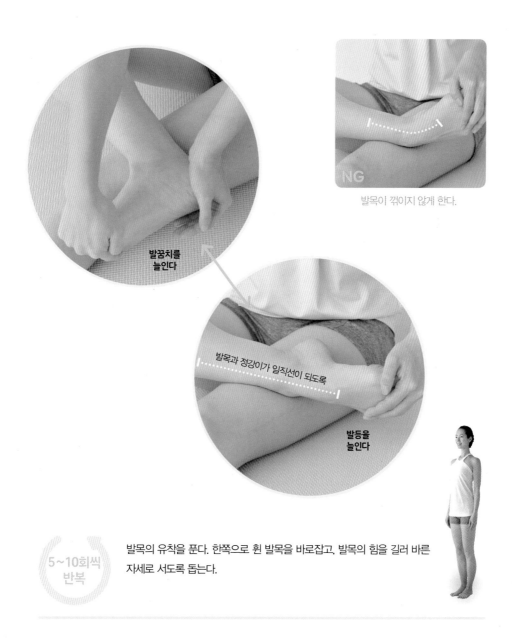

NG

발목이 꺾이지 않게 한다.

발꿈치를 늘인다

발목과 정강이가 일직선이 되도록

발등을 늘인다

5~10회씩 반복

발목의 유착을 푼다. 한쪽으로 휜 발목을 바로잡고, 발목의 힘을 길러 바른 자세로 서도록 돕는다.

05 고관절 자극하기

4번 자세에서 다리를 좀 더 벌린 뒤 오른쪽 발등을 왼쪽 고관절까지 끌어 올린다. 그다음, 왼손으로 오른쪽 발바닥 한가운데를 누른다. 오른손을 오른쪽 무릎에 올리고 그대로 아래로 눌렀다가 올리기를 규칙적으로 반복해서 무릎이 천천히 위아래로 움직이게 한다. 반복할수록 고관절이 유연해지는 것을 느껴보자.

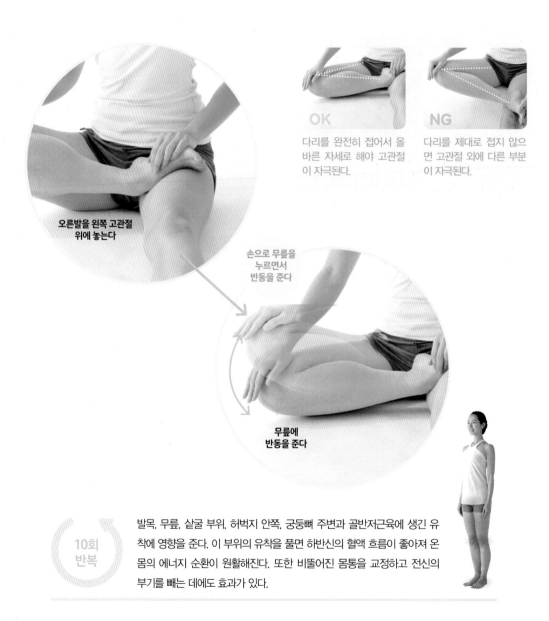

OK
다리를 완전히 접어서 올바른 자세로 해야 고관절이 자극된다.

NG
다리를 제대로 접지 않으면 고관절 외에 다른 부분이 자극된다.

오른발을 왼쪽 고관절
위에 놓는다

손으로 무릎을
누르면서
반동을 준다

무릎에
반동을 준다

10회
반복

발목, 무릎, 샅굴 부위, 허벅지 안쪽, 궁둥뼈 주변과 골반저근육에 생긴 유착에 영향을 준다. 이 부위의 유착을 풀면 하반신의 혈액 흐름이 좋아져 온몸의 에너지 순환이 원활해진다. 또한 비뚤어진 몸통을 교정하고 전신의 부기를 빼는 데에도 효과가 있다.

06 복사뼈 두드리기

5번 자세에서 오른발을 바닥으로 내린다. 왼손으로 가볍게 주먹을 쥐고 새끼손가락 쪽으로 오른발 안쪽 복사뼈 아래를 두드린다. 이때 발에 자극이 가도록 왼손에 무게를 잔뜩 싣는다.

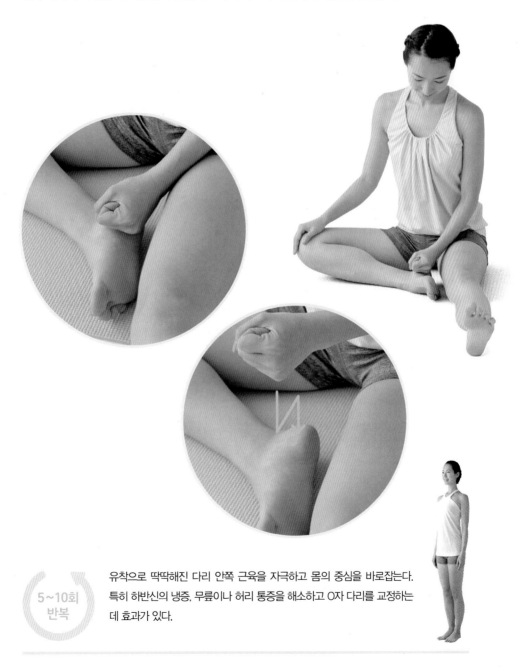

5~10회 반복

유착으로 딱딱해진 다리 안쪽 근육을 자극하고 몸의 중심을 바로잡는다. 특히 하반신의 냉증, 무릎이나 허리 통증을 해소하고 O자 다리를 교정하는 데 효과가 있다.

07 무릎 아래 자극하기

6번 자세에서 오른쪽 다리를 약간 편 뒤 양 엄지손가락을 정강이뼈 안쪽에 갖다 댄다. 숨을 내쉬면서 엄지손가락으로 지그시 눌렀다가 숨을 들이마시면서 뗀다. 정강이뼈를 따라 손가락을 옆으로 옮기며 무릎까지 서너 군데를 누른다.

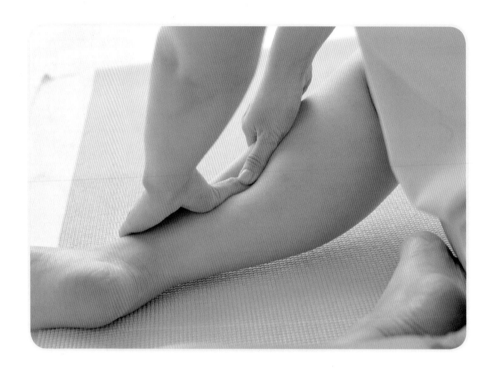

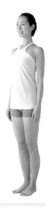

2~3회
반복

다리 안쪽의 유착을 풀고 바깥쪽으로 쏠린 무게중심을 바로잡는다. 또한 하지동맥과 하지정맥이 통하는 곳을 자극해서 혈액의 흐름이 막힌 곳을 뚫고 심폐기능을 높여서 피로를 풀어준다.

08 허벅지 잡아당기기

7번 자세에서 허벅지 안쪽 근육을 꽉 잡는다. 잡은 근육을 뼈에서 뜯어내듯이 강하게 잡아당겼다가 탁 하고 놓는다. 세 번 반복한 후, 허벅지 앞쪽과 바깥쪽도 같은 방식으로 자극을 준다.

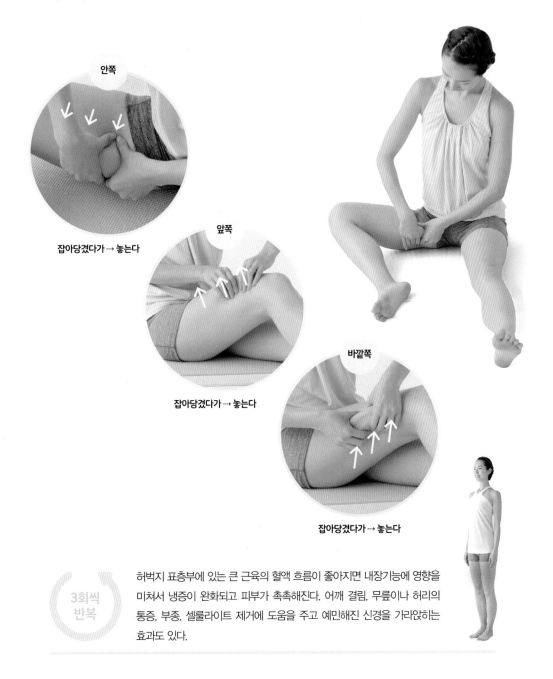

안쪽

잡아당겼다가 ┈▶ 놓는다

앞쪽

잡아당겼다가 ┈▶ 놓는다

바깥쪽

잡아당겼다가 ┈▶ 놓는다

3회씩
반복

허벅지 표층부에 있는 큰 근육의 혈액 흐름이 좋아지면 내장기능에 영향을 미쳐서 냉증이 완화되고 피부가 촉촉해진다. 어깨 결림, 무릎이나 허리의 통증, 부종, 셀룰라이트 제거에 도움을 주고 예민해진 신경을 가라앉히는 효과도 있다.

09 마무리 동작

마지막으로 유착이 풀리면서 생긴 노폐물을 무릎 바깥쪽에 있는 림프샘을 통해 몸 밖으로 내보내자. 이 동작을 매일 반복하면 다리의 경직이 풀리고 가늘어진다.

무릎 주변

8번 자세에서 오른쪽 다리를 앞으로 뻗은 후, 왼발 뒤꿈치를 오른쪽 허벅지 가까이 당긴다. 그다음, 양손으로 오른쪽 무릎을 가볍게 문지른다. 내 몸을 소중히 여긴다는 기분으로 만지면 효과가 더 커진다. 아침에는 '오늘 하루도 수고해', 밤에는 '오늘 하루도 수고했어'라고 감사의 마음을 손에 담아 전하자.

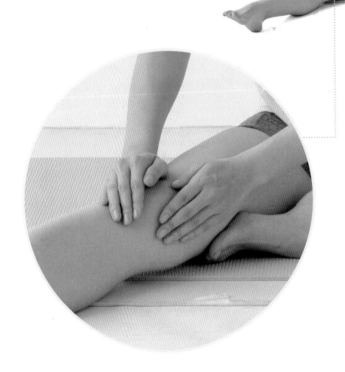

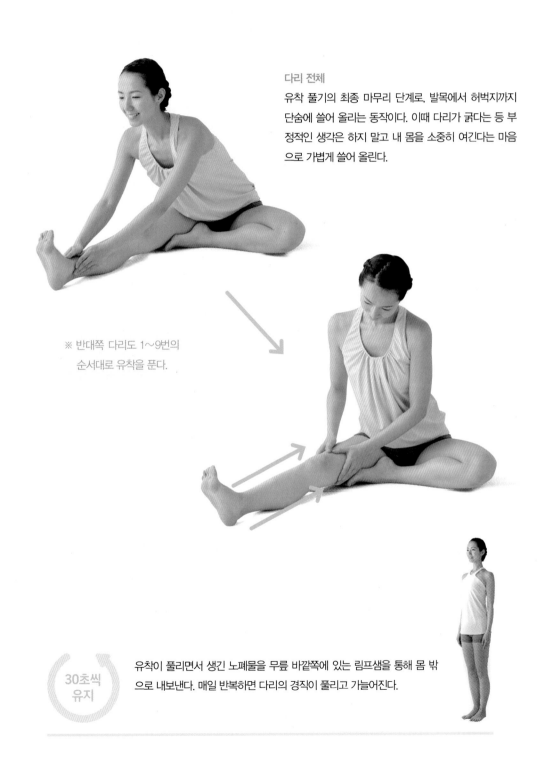

다리 전체

유착 풀기의 최종 마무리 단계로, 발목에서 허벅지까지 단숨에 쓸어 올리는 동작이다. 이때 다리가 굵다는 등 부정적인 생각은 하지 말고 내 몸을 소중히 여긴다는 마음으로 가볍게 쓸어 올린다.

※ 반대쪽 다리도 1~9번의 순서대로 유착을 푼다.

30초씩 유지

유착이 풀리면서 생긴 노폐물을 무릎 바깥쪽에 있는 림프샘을 통해 몸 밖으로 내보낸다. 매일 반복하면 다리의 경직이 풀리고 가늘어진다.

골반을 바로잡아
전신 균형을 맞춘다

케겔 운동법

골반 아래에서 그물처럼 골반을 받치고 있는 골반저근육은 골반 주변을 바른 상태로 유지하는 데 아주 중요한 역할을 한다. 이 근육의 탄력을 유지해야 골반을 제대로 지탱할 수 있다.

유착 풀기 후에는 골반 근육 주변이 유연해지므로, 골반저근육이 활발하게 움직이도록 바로잡을 수 있는 절호의 기회다. 유착 풀기 후에는 대표적인 골반저근육 관리법인 케겔 운동을 시도해보기 바란다. 이 운동은 골반 내 유착을 단숨에 해소한다.

케겔 운동을 할 때는 한 가지 주의해야 할 점이 있다. 너무 열심히 조이기만 하면 오히려 골반저근육이 경직될 수 있으므로, 조였다가 확실하게 힘을 빼야 한다는 것이다. 조이기만 하고 힘을 빼서 이완시켜주지 않는다면 골반저근육은 계속 긴장한 채로 있게 된다. 이 상태로 케겔 운동을 하면 근육이 계속 수축한 상태이기 때문에 골반 주변에 유착이 생긴다. 잘못된 자세로는 아무리 열심히 해봤자 몸을 움직일 때 느끼는 불편과 통증이 나아지지 않는다.

골반저근육을 제대로 이완시킬 수 있게 되면 몸 상태가 눈에 띄게 달라진다. 조였다가 힘을 빼는 감각을 완벽하게 익혀서 골반저근육을 탄력적으로 유지해보자.

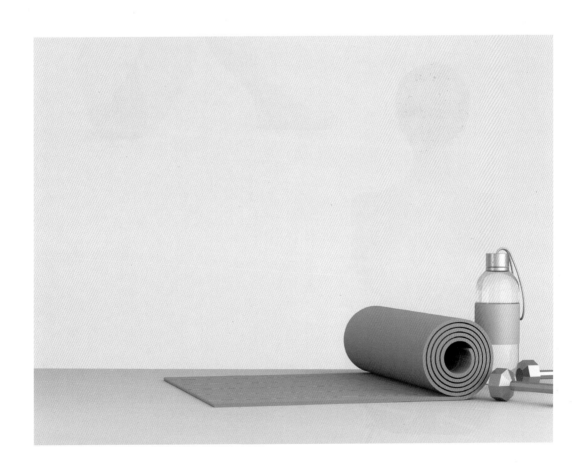

1 바닥에 앉아 엉덩이 밑에 양손을 넣었을 때 만져지는 딱딱한 뼈가 궁둥뼈다. 이를 바닥에 수직으로 세운다는 느낌으로 앉은 뒤 무릎을 세우고 두 손을 정강이 앞으로 모아 감싼다. 등을 곧게 펴서 허리가 둥글게 말리지 않게 한다. 케겔 운동을 하는 동안 계속 이 자세를 유지한다.

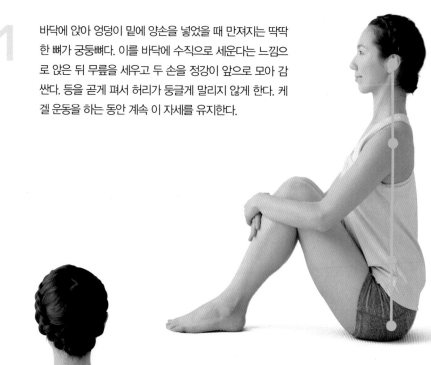

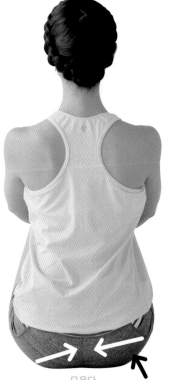

모은다

2 엉덩이를 좌우로 들었다가 놓으면서 궁둥뼈를 안쪽으로 모은다.

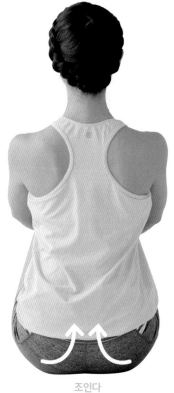

3 척추가 위에서 잡아당겨진다는 느낌으로 등을 곧게 펴고, 아랫배에 힘을 주면서 양쪽 궁둥뼈를 모은다. 이때 질을 가볍게 조인다.

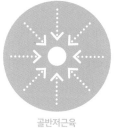

골반저근육

조인다

4 한 번에 몸의 힘을 뺀다. 3~4번을 천천히 10회 반복한다.

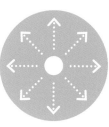

골반저근육

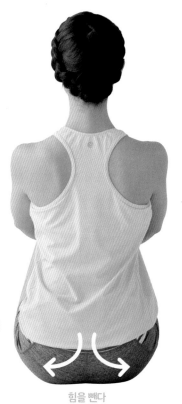

힘을 뺀다

호흡으로 유착 풀기

유착을 푸는 또 다른 방법은 호흡이다. 올바른 호흡법을 실천하기만 해도 금세 몸의 상태가 호전된다. 위나 장, 자궁 등 우리 몸의 중요한 내장은 호흡할 때 움직이는 횡격막과 골반 아래에 있는 골반저근육 사이에 있다. 횡격막은 숨을 들이마시면 내려가고 숨을 내쉬면 올라가는데, 이때 내장 아래에서 횡격막의 움직임을 받쳐주는 근육이 골반저근육이다. 제대로 호흡하면서 케겔 운동을 하면 골반저근육이 활발하게 움직이므로 내장은 호흡할 때마다 위에서 눌리고 좌우에서 조여지며 마치 마사지를 받는 듯한 상태가 된다.

좋은 호흡, 즉 깊은 호흡이 몸에 배면 횡격막과 골반저근육의 움직임이 좋아져 마사지 효과도 상승한다. 그러면 내장 유착이 풀리면서 횡격막과 골반저근육이 모두 유연해진다.

일반인이 하루에 호흡하는 횟수는 무려 2만 번 이상이다. 그러므로 호흡의 질이 올라가면 하루에 2만 번만큼의 마사지 효과가 생기는 셈이다. 이제부터는 깊은 호흡을 의식하고 실천해보자.

깊은 호흡은 내장을 유연하게 한다

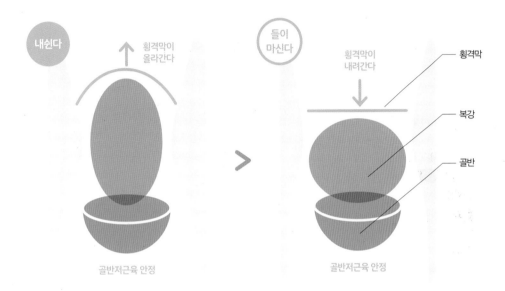

깊은 호흡을 하면 횡격막과 골반저근육이 복강에 자리한 내장을 자극한다. 골반 아래에 있는 골반저근육이 제대로 기능하면 호흡할 때 횡격막이 위아래로 움직이며 흉강에 있는 폐, 복강에 있는 소화기관과 부인과 계통 기관, 신장, 간장 등 많은 내장이 마사지를 받는 상태가 된다.

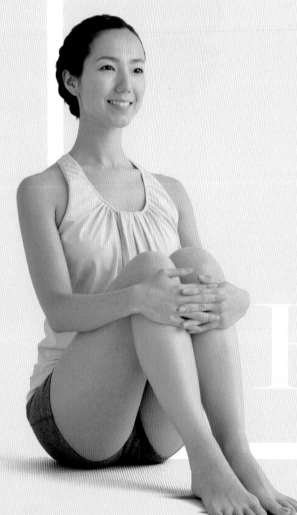

Balance

CHAPTER

3

하루 5분, 2주 안에 완벽한 체질로 거듭나는
하체 밸런스 스트레칭

Stretching

골반 근육이 탄탄해야
온몸이 바로 선다

하체 밸런스 스트레칭은 두 단계로 구성된다. 첫 번째는 앞서 살펴본 '유착 풀기'로, 하반신에 생긴 유착을 풀어서 마이너스 상태였던 몸을 본래 상태로 돌려놓는 단계다. 두 번째는 '스트레칭'으로, 마이너스 요인이 제거된 몸을 플러스 상태로 바꾸는 단계다. 유착된 곳이 없어야 몸을 움직이기 편하고 동작을 정확히 하게 되어 더 큰 효과를 얻을 수 있으니 반드시 유착을 풀고 스트레칭을 하기 바란다.

이 장에서 소개하는 스트레칭 동작은 골반저근육과 밀접한 관계가 있는 심층부 근육과 근막의 유착을 확실하게 푸는 동작을 엄선한 것이다. 앞에서도 언급했듯 이 부분의 유착이 풀려야 바른 자세로 동작을 할 수 있고 마음과 몸이 가뿐해진다. 또 바쁜 사람과 오랜 시간 운동하기 힘들어하는 사람도 쉽게 따라 할 수 있도록 간단한 프로그램으로 구성했다.

하체 밸런스 스트레칭을 꾸준히 하면 이제까지 나를 괴롭히던 통증이나 질환이 사라진다. 나도 모르는 사이에 딱딱해지거나 늘어진 골반저근육이 탄력을 되찾기 때문이다. 탄력 있는 골반저근육이 골반을 확실히 받쳐주기 때문에 자세가 바르게 유지되고 몸도 가벼워진다. 또 전신의 순환이 원활해져서 뇌와 자율신경, 내장의 기능이 향상되고 부인과 계통 질환도 완화된다.

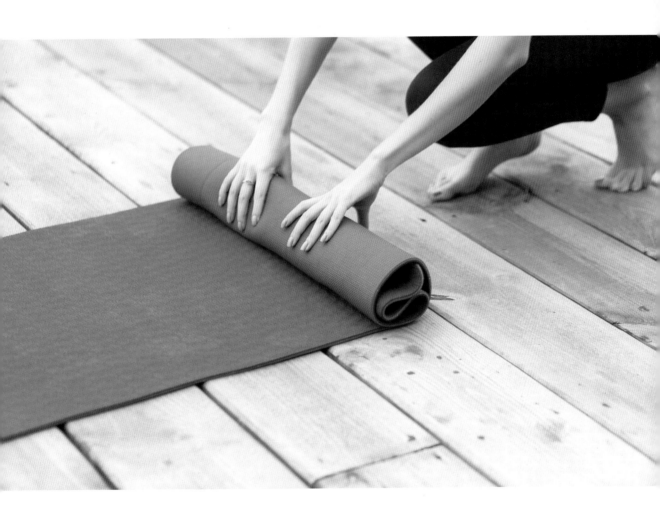

1 유착 풀기

딱딱한 골반을 푼다

자신의 손이나 몸 일부를 사용하는 셀프 마사지. 근막과 골반저근육의 유착에 영향을 미치는 하반신을 집중해서 푼다.

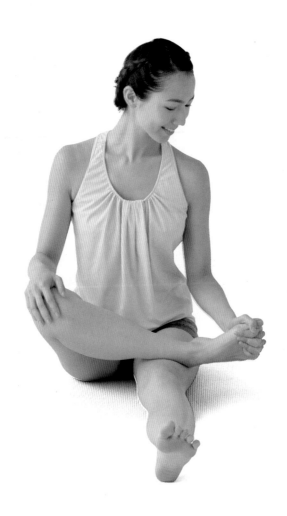

2 스트레칭

골반 주변과 척추, 하반신을 교정하는 동작으로, 골반 주변의 경직을 한 번 더 풀면서 유착이 생기거나 몸
이 틀어지지 않도록 예방한다.

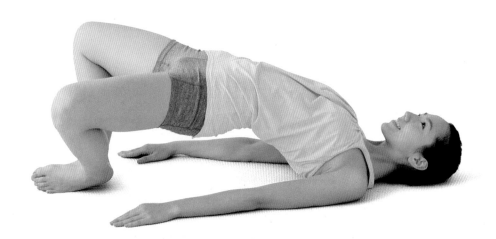

앉을 때는
궁둥뼈를 의식하자

스트레칭을 시작할 때는 먼저 궁둥뼈로 앉아야 한다. '궁둥뼈를 세운다'라고도 하는데, 이 자세는 비뚤어진 골반을 바로잡는 데 도움이 된다. 안정된 골반에 척추가 얹혀야 어느 한쪽으로 무게가 쏠리지 않는 이상적인 자세가 되고, 그래야 근육의 긴장도 풀리고 몸도 틀어지지 않는다. 하지만 현대인의 대다수는 오랜 시간 같은 자세로 의자에 앉아 있는 일이 많아서 골반을 수직으로 유지하는 근육이 약해지기 쉽다. 궁둥뼈로 앉지 않으면 골반이 앞이나 뒤로 치우치고 자세가 무너져 허리, 어깨, 목에 부담이 가중된다. 이 부담이 쌓여 통증과 질환을 불러온다.

궁둥뼈를 세우고 바르게 앉아서 동작을 해야 자극하려는 부분에 제대로 힘이 가해져 스트레칭의 효과가 확실하게 나타난다. 이제까지 다른 운동을 하면서 이렇다 할 효과를 얻지 못했다면 앉은 자세가 바르지 않았기 때문일 수도 있다.

바닥에 앉아서 엉덩이 아래에 손을 넣고 몸을 좌우로 들썩이거나 손을 움직

여서 궁둥뼈가 어떤 것인지 찾아보자. 무릎을 꿇고 앉으면 더 찾기 쉽다. 궁둥
뼈를 찾은 뒤에는 엉덩이 전체가 아닌 궁둥뼈 두 개만 바닥에 닿도록 수직으로
꽂는다는 느낌으로 앉아보자. 그다음 양 궁둥뼈에 균등하게 체중을 싣고 배에
서부터 머리끝까지 몸을 천장 쪽으로 끌어 올려서 등을 곧게 편다.

  하체 밸런스 스트레칭 동작을 할 때는 물론 일상생활에서도 궁둥뼈를 수직
으로 세우려고 의식해보자. 거북목과 새우등을 예방하는 효과를 얻을 수 있다.

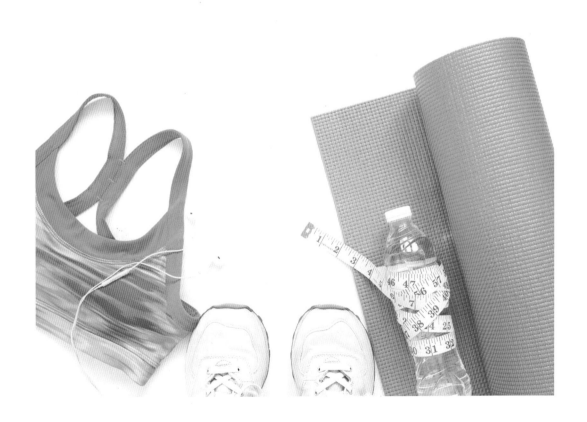

골반 주변이 경직된 사람은 궁둥뼈를 세우고 앉았다고 해도 긴장을 놓는 순간 등이 뒤로 기울어진다. 최대한
이 자세를 유지하도록 노력해보자.

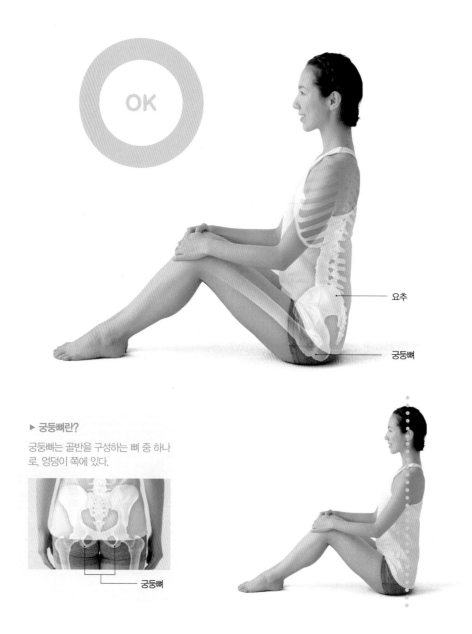

OK

요추

궁둥뼈

▶ 궁둥뼈란?

궁둥뼈는 골반을 구성하는 뼈 중 하나
로, 엉덩이 쪽에 있다.

궁둥뼈

[잘못된 자세]

궁둥뼈를 세운다고 의식하지 않으면 골반이 뒤로 빠지고 상체가 비뚤어져서 잘못된 자세가 된다. 바르지 못한 자세로 오래 앉아 일하는 여성 중에는 골반이 뒤로 빠진 상태인 사람이 많다.

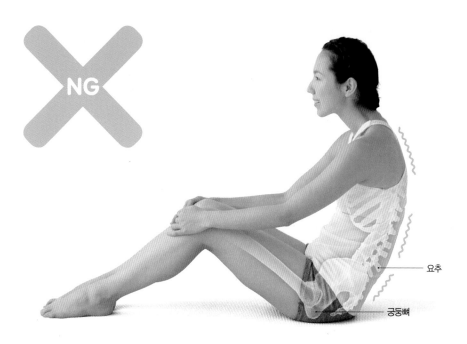

요추

궁둥뼈

▶ 궁둥뼈로 앉기 어렵다면

아무리 해도 등이 곧게 펴지지 않는다면 엉덩이 아래에 접은 수건이나 방석, 블록을 받치자. 궁둥뼈로 앉는 자세를 익히는 데 도움이 된다.

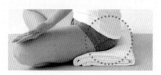

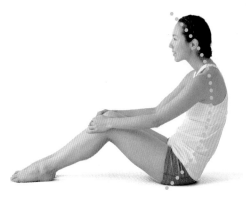

하루의 시작과 마무리를 책임지는
하체 밸런스 스트레칭

드디어 하체 밸런스 스트레칭 실천 편이다. 구성은 저녁 스트레칭과 아침 스트레칭 두 가지로, 운동에 서툰 사람이라도 바로 시작할 수 있을 만큼 둘 다 간단하다. 다만 유착 풀기를 끝내고 나서 스트레칭을 한다는 규칙을 반드시 지키기 바란다. 유착이 있거나 틀어진 몸으로는 아무리 스트레칭을 해도 효과를 기대하기 어렵다. 오히려 유착이나 몸이 틀어진 상태가 더 심해질 수도 있다.

하체 밸런스 스트레칭을 꾸준히 하면 스스로 내 몸을 바로잡는 힘을 기를 수 있다. 우선은 2주를 목표로 시작해보기 바란다. 며칠만 지나도 몸이 달라짐을 느낄 수 있을 것이다.

모든 동작은 바닥 위에 매트를 깔고 한다

바닥이 푹신하면 몸이 가라앉아서 동작을 제대로 할 수 없다. 침대나 두꺼운 요 위에서는 하지 말고, 딱딱한 바닥에 매트나 큰 수건을 깔고 하자.

기본 구성

이런 사람에게 필요하다

☐ 나쁜 자세나 나쁜 습관을 고치고 싶다

☐ 몸과 마음을 단련하고 싶다

☐ 건강해지고 싶다

☐ 운동에 서툴다

☐ 확실한 운동 효과를 보고 싶다

☐ 다이어트에 성공하고 싶다

☐ 아이를 갖고 싶다

아침저녁으로 유착 풀기를 한 다음, 아침 또는 저녁에 스트레칭을 한다. 시간이 충분하지 않다면 단축 구성의 유착 풀기만으로 끝내도 괜찮다.

| 저녁 스트레칭 |

1 유착 풀기

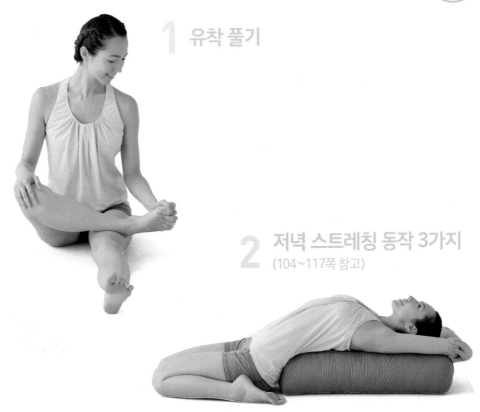

2 저녁 스트레칭 동작 3가지
(104~117쪽 참고)

1 유착 풀기

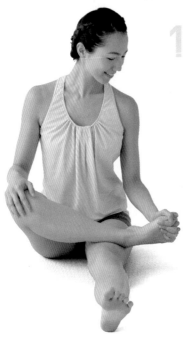

2 아침 스트레칭 동작 8가지
(138~160쪽 참고)

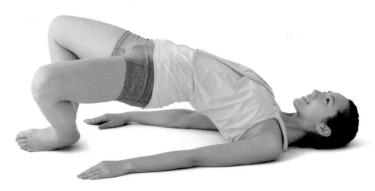

이런 사람에게, 이런 날에 필요하다

☐ 매일 거의 몸을 움직이지 않는다

☐ 피곤하고 지쳐서 눕고만 싶다

☐ 정신없이 바빠서 도저히 운동할 시간이 없다

매일 아침저녁으로 습관처럼 유착 풀기를 하면 몸의 변화가 빨라진다. 아침이나 저녁에 일정이 있어 하지 못했다면 잠자리에 들기 직전에 해도 좋다.

| 아침 · 저녁 모두 |

유착 풀기

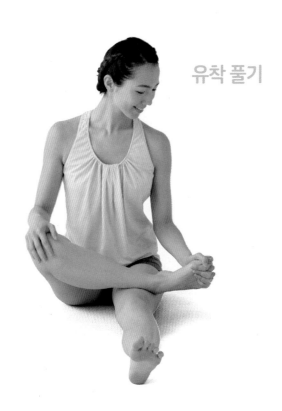

3분 투자로 숙면에 빠지는
저녁 스트레칭

저녁 스트레칭은 몸을 완전하게 이완시키는 동작으로 구성되어 안정을 취할 수 있도록 돕는다. 온종일 활동한 몸은 피로와 긴장으로 경직되거나 비뚤어져 있다. 따라서 스트레칭으로 근육이나 내장, 혈관, 신경을 긴장하지 않았던 본래 상태로 되돌리고 유착을 풀지 않으면 피로가 계속 더해진다.

하지만 피로에 지쳐 기진맥진한 몸으로는 많은 동작을 할 수 없다. 저녁 스트레칭은 바쁜 현대인도 꾸준히 할 수 있도록 누워서 하는 단 세 가지 동작만으로 이루어진다. 누운 상태로 스트레칭을 하기 때문에 자연스레 긴장도 풀리고 전신이 편안해진다. 우선은 골반 주변의 근육을 풀어준 후에 호흡법으로 몸과 마음을 완전한 휴식 상태에 빠지게 해서 깊은 수면으로 유도한다.

한 동작당 걸리는 시간은 1~5분 사이로, 각자 가능한 만큼 유지한다. 빛과 소음이 적은 편안한 환경에서 천천히 동작에 집중해보자.

준비물 | 볼스터 또는 두께가 있는 쿠션

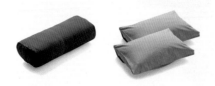

1단계 유착 풀기
먼저 골반 주변의 유착을 확실하게 푼다.

2단계

1 영웅 자세로 눕기
낮 동안 움츠렸던 가슴 주변 근육의
긴장을 푼다.

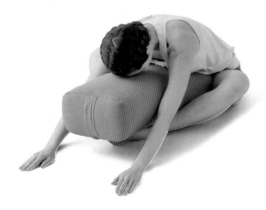

2 발바닥을 모은 상태로
앞으로 숙이기
등과 엉덩이 주변 근육의 긴장을 푼다.

3 골반 호흡
몸을 따뜻하게 해서 숙면을 유도한다.

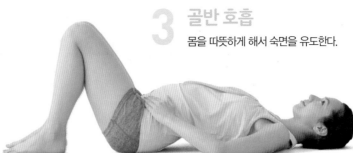

숙면

❶ 영웅 자세로 눕기

오랫동안 같은 자세로 앉거나 몸을 앞으로 숙이고 지내다 보면 온몸이 딱딱하게 경직된다. 몸 앞쪽을 확실하게 늘여 낮 동안 피로가 쌓인 등과 어깨를 풀어보자.

이 부분을
교정한다

•흉추, 요추 •대요근 •장골근 •허벅지 앞쪽 근육

Standby ▶▷▷

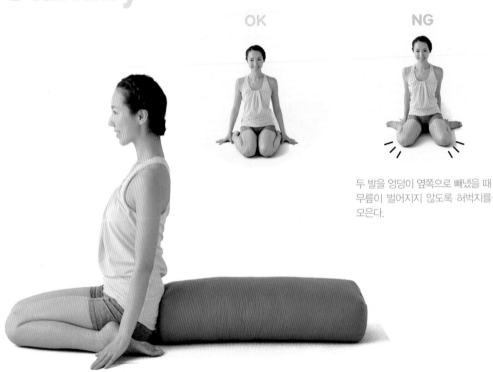

OK

NG

두 발을 엉덩이 옆쪽으로 빼냈을 때
무릎이 벌어지지 않도록 허벅지를
모은다.

볼스터(또는 쿠션)를 세로로 놓은 뒤 볼스터의 짧은 면이 엉덩이에 닿도록 무릎을 꿇고 앉는다. 엉덩이를 바닥에 붙이고 두 발을 엉덩이 옆쪽으로 빼낸다.

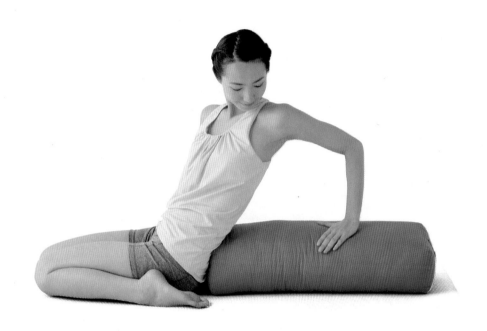

1   두 손으로 볼스터를 짚고 천천히 상체를 뒤로 젖힌다. 따라 하기 어려운 사람은 쿠션을 하
나 더 올려서 편하게 몸을 기댈 수 있도록 한다.

1~5분
유지

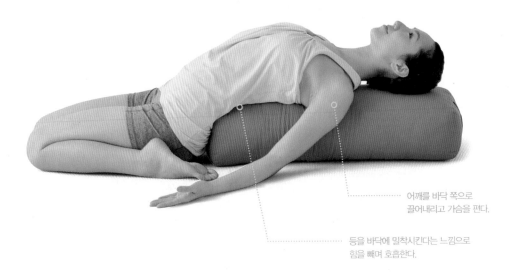

어깨를 바닥 쪽으로
끌어내리고 가슴을 편다.

등을 바닥에 밀착시킨다는 느낌으로
힘을 빼며 호흡한다.

2 천장을 보고 누운 채로 두 팔을 몸 옆쪽으로 자연스럽게 내려뜨린다. 손바닥은 천장을 향
하게 한 뒤, 가슴을 쫙 펴고 온몸의 힘을 뺀 채로 휴식한다. 상체와 허벅지 앞쪽, 배꼽에서
부터 아랫배까지 늘어나는 것을 느끼면서 자세를 유지한다.

[Easy]

이 자세로 눕기 힘들다면 한쪽 다리를 편 채로 눕는다. 동작이 끝나면 다리를 바꿔서 반대쪽 다리를 펴
고 같은 방식으로 다시 한번 스트레칭을 한다.

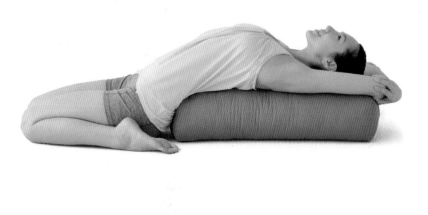

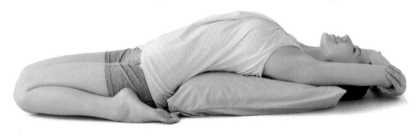

더 어려운 자세도 가능하다면

두 팔을 머리 위로 뻗어서 두 손으로 각각의 반대편 팔꿈치를 잡는다. 상체를 좀 더 뒤로 젖힐 수 있다면 쿠션을 낮춰도 좋다.

❷ 발바닥을 모은 상태로 앞으로 숙이기

이 동작은 허리부터 다리까지 쌓인 긴장을 풀어서 숙면에 들도록 돕는다. 자율신경계에도 영향을 미쳐 예민하거나 신경 쓰이는 일이 많아 쉽사리 잠들지 못하는 사람에게도 효과적이다.

이 부분을
교정한다
• 이상근 • 골반저근육

Standby ▸▷▷

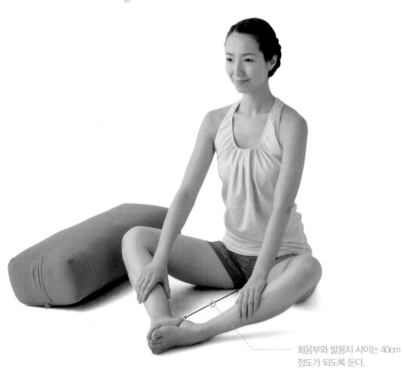

화음부와 발꿈치 사이는 40cm
정도가 되도록 둔다.

바닥에 앉아 양 발바닥을 모으고 무릎을 구부려서 다리가 마름모꼴 모양이 되게 한다. 회음부에서 발꿈치 사이의 간격은 40cm 정도가 되게 한다.

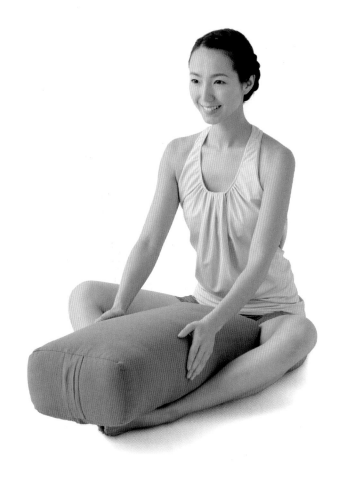

1 볼스터(또는 쿠션)를 다리 위에 세로로 놓고 두 손으로 양옆을 잡은 뒤 숨을 들이마시면서
등을 곧게 편다.

등을 곧게 편다.

어깨와 목, 팔의
힘을 뺀다.

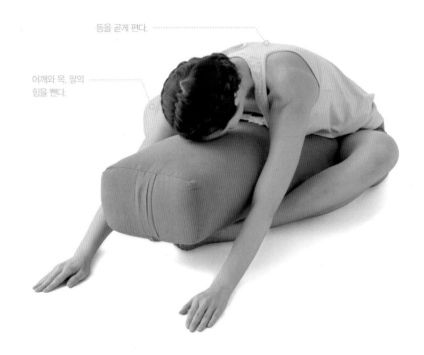

2 숨을 내쉬면서 상체를 앞으로 숙여서 이마가 볼스터에 닿게 한다. 두 팔은 편하게 앞으로
뻗어 손으로 바닥을 짚는다.

OK NG

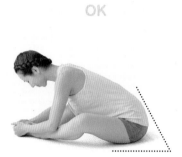
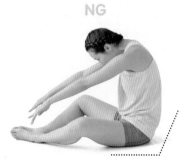

앞으로 숙일 때 등이 둥글게 말리지 않게
주의한다. 반드시 등을 곧게 편 상태에서
고관절에서부터 상체를 숙이자.

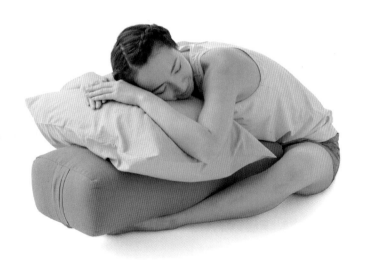

Easy

상체를 앞으로 깊게 숙이기 힘들다면 편하게 상체를 기댈 수 있을 만큼 볼스터나 쿠션을 더 높이
쌓는다.

❸ 골반 호흡

골반저근육을 조였다가 힘 빼기를 반복하면서 따뜻한 혈액이 막힘없이 순환하게 해주는 호흡법이다. 발끝까지 온기가 흐르도록 천천히 호흡해보자.

이 부분을
교정한다

• 흉추, 요추 • 대요근 • 장골근 • 골반저근육

Standby ▷▷▷

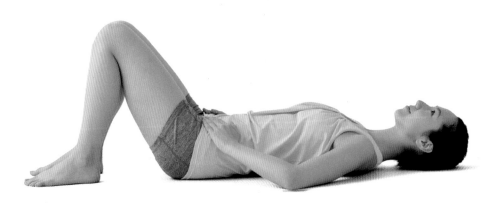

천장을 보고 똑바로 누운 후, 다리를 모아서 무릎을 세운다. 발은 허리 너비로 벌려 나란히 두고 손바닥을 아랫배에 얹는다.

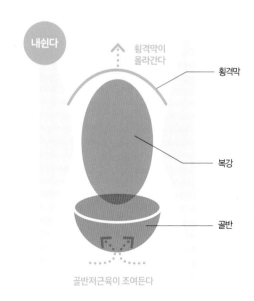

내쉰다

횡격막이
올라간다

횡격막

복강

골반

골반저근육이 조여든다

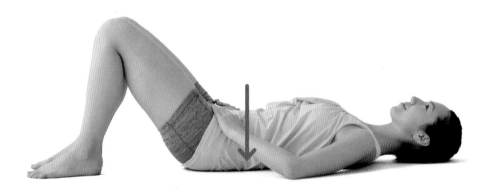

1 숨을 내쉬면서 최대한 배가 납작해지도록 끌어 내린다. 등을 평평하게 펴서 허리가 바닥에
닿게 한다.

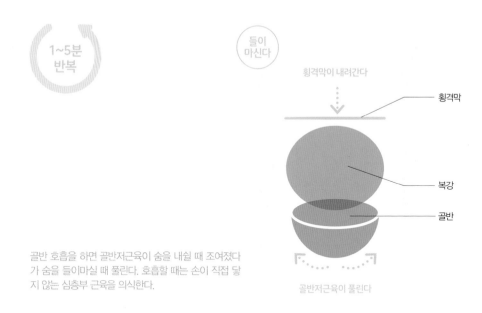

1~5분
반복

들이
마신다

횡격막이 내려간다

횡격막

복강

골반

골반 호흡을 하면 골반저근육이 숨을 내쉴 때 조여졌다
가 숨을 들이마실 때 풀린다. 호흡할 때는 손이 직접 닿
지 않는 심층부 근육을 의식한다.

골반저근육이 풀린다

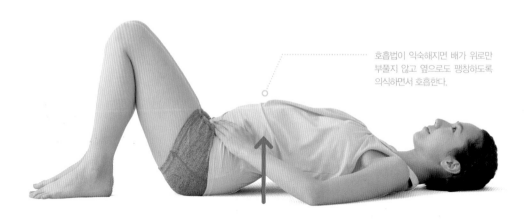

호흡법이 익숙해지면 배가 위로만
부풀지 않고 옆으로도 팽창하도록
의식하면서 호흡한다.

2 숨을 들이마시면서 배를 부풀린다. 이때 등이 살짝 들려 등과 바닥 사이에 아치가 생기는
   것을 의식하자. 호흡이 끝나면 1번 자세로 돌아가 반복한다.

OK

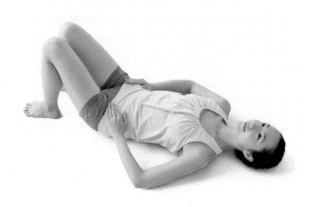

호흡할 때 허벅지 안쪽의 힘이
풀리지 않도록 주의하자.

NG

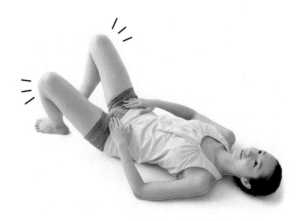

전신 교정

골반을 중심으로 앞뒤, 좌우, 대각선 위 등 여러 방향으로 몸을 움직여 심층부 근육을 자극해서 전신을 교정한다. 저녁 스트레칭에서 한 단계 업그레이드된 동작으로, 확실한 교정 효과를 볼 수 있으니 여유가 생기면 꼭 시도해보기 바란다. 익숙해지면 매일 저녁 또는 아침저녁으로 번갈아서 한다. 채 2주가 지나기도 전에 변형된 몸이 바로잡히고, 전신의 기운이 달라지는 느낌이 들 것이다.

시작하기 전에

유착 풀기 후에 하면 좋다. 만약 시간이 없다면 전신 교정만 해도 괜찮다. 여유로운 날에는 저녁 스트레칭 후에 전신 교정 동작을 이어서 해보자.

꞉ 무릎 당겨 팔 돌리기 ꞉

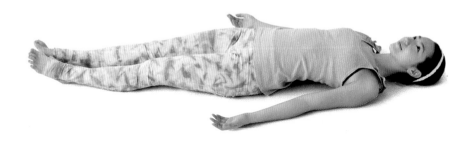

1 천장을 보고 바닥에 똑바로 눕는다. 두 팔은 몸 옆쪽으로 자연스럽게 내려놓고 손바닥은 천장을 향하게 한다.

118

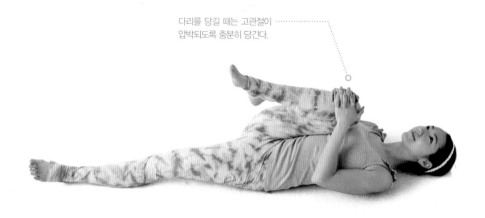

다리를 당길 때는 고관절이
압박되도록 충분히 당긴다.

2 오른쪽 다리를 굽혀 오른쪽 가슴을 향해 당긴 뒤 두 손으로 무릎을 감싸안는다. 숨을 내쉬
면서 허벅지가 오른쪽 가슴에 완전히 닿도록 힘을 줘서 당긴다.

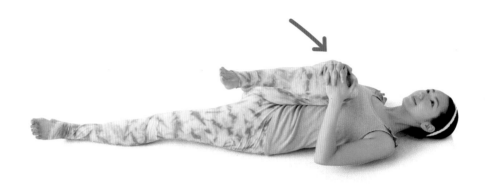

3　숨을 들이마시면서 손을 살짝 놓았다가 숨을 내쉬면서 오른쪽 무릎이 왼쪽 가슴을 향하도록 당긴다. 이때 오른쪽 엉덩이가 바닥에서 떨어지지 않도록 주의한다.

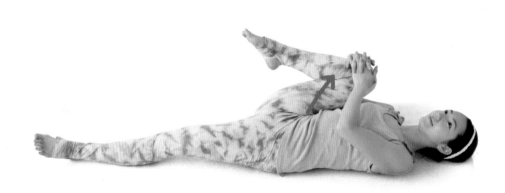

4　다시 숨을 들이마시면서 손을 살짝 놓았다가 내쉬면서 오른쪽 무릎이 오른쪽 가슴 바깥쪽을 향하도록 벌린다.

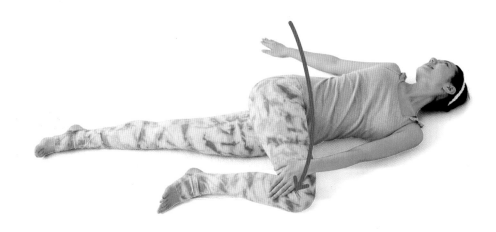

5 오른손으로 몸 오른쪽 바닥을 짚고, 왼손으로 오른쪽 무릎 바깥쪽을 짚는다. 숨을 내쉬면
서 오른쪽 무릎을 최대한 몸 왼쪽 바닥에 가까워지도록 당기고, 오른쪽 어깨는 바닥에서
떨어지지 않게 한 채 유지한다. 시선은 오른쪽 위에 둔다.

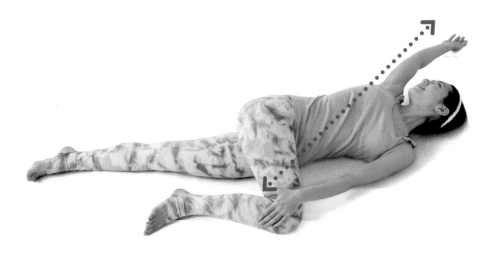

30초
유지

6 손바닥으로 바닥을 쓸면서 오른팔을 오른쪽 대각선 위로 끌어 올린다. 손바닥은 천장을 향하도록 뒤집고 오른쪽 손끝을 오른쪽 무릎과 일직선이 되도록 조절한다. 오른손과 오른쪽 무릎이 서로 팽팽하게 당긴다는 느낌으로 몸 옆쪽을 늘인 뒤 유지한다.

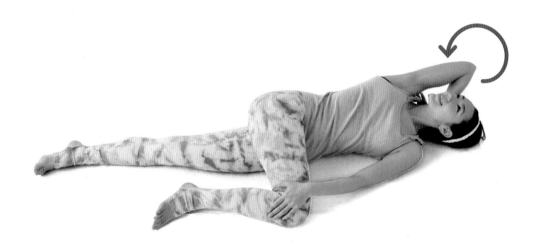

7 오른쪽 팔을 접어 손끝으로 오른쪽 어깨를 짚는다. 오른쪽 팔꿈치로 안쪽에서 바깥쪽으로 3~5회 정도 크게 원을 그린다.

30초
유지

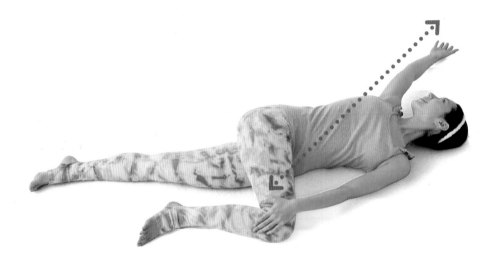

8 다시 6번 자세로 돌아가 오른쪽 팔을 대각선 위로 뻗어 잠시 자세를 유지한다.

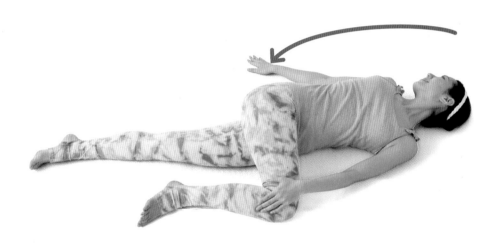

9 오른팔을 어깨에서부터 돌려 손바닥을 바닥쪽으로 뒤집은 뒤 바닥을 쓸면서 오른팔을 대
각선 아래로 끌어 내린 뒤 잠시 유지한다.

: 다리 돌리기 :

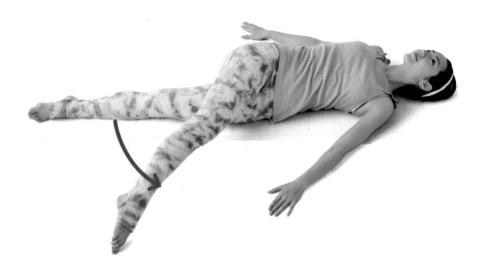

1 무릎 당겨 팔 돌리기 9번 자세에서 그대로 왼팔을 대각선 아래로 뻗고 손으로 바닥을 짚는다. 두 손으로 바닥을 힘 있게 누르면서 오른쪽 다리를 왼쪽 대각선 아래쪽으로 뻗는다. 고개를 돌려 시선은 천장을 정면으로 향하게 한다.

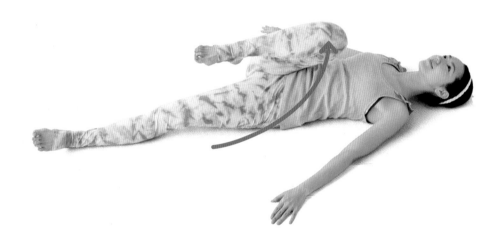

2 숨을 들이마시면서 오른쪽 무릎을 접어서 크게 원을 그리며 가슴 쪽으로 당겨온다. 몸의
  정면이 천장을 향한 자세를 유지한다.

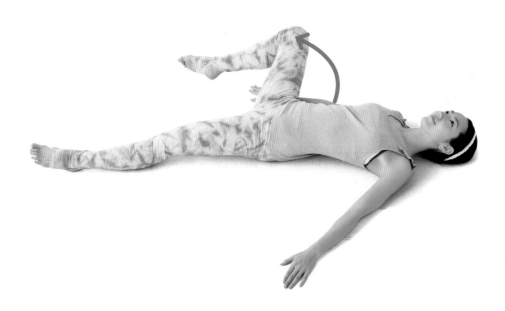

3 숨을 내쉬면서 오른쪽 무릎을 접은 채로 바깥쪽으로 크게 돌리면서 벌린다. 몸의 정면은 계속해서 천장을 향하도록 유지한다.

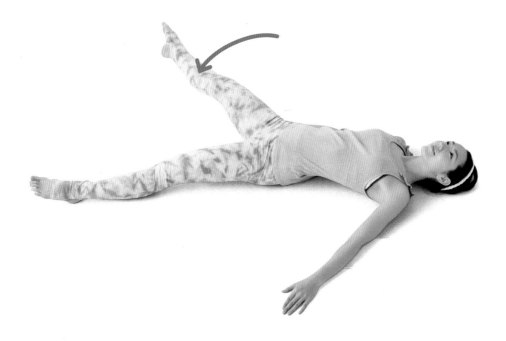

4 숨을 내쉬면서 무릎을 편 뒤 바닥에 닿을 정도까지 다리를 내린다. 그다음, 발끝으로 큰 원을 그린다는 생각으로 크게 돌린다. 발끝까지 쭉 뻗어 조금이라도 크게 돌릴 수 있도록 신경 쓰자. 오른쪽 다리를 돌리다가 왼쪽 다리 위를 지나갈 때 숨을 들이마시며 1번 자세로 돌아가 반복한다.

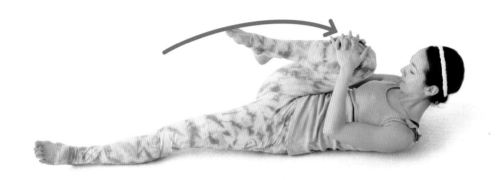

5 숨을 내쉬면서 오른쪽 무릎을 접은 후, 두 손으로 무릎을 잡아 가슴 쪽으로 당긴다. 머리를
살짝 들어 시선을 무릎 쪽으로 향하게 한 뒤 다리와 머리를 천천히 바닥에 내려놓는다.

： 무릎 뒤쪽 풀기 ：

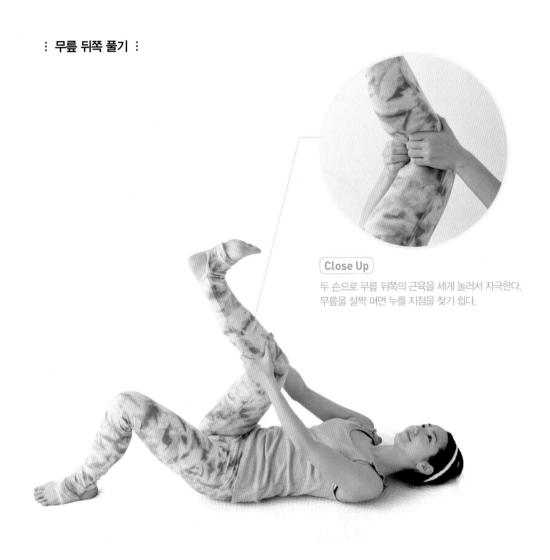

Close Up

두 손으로 무릎 뒤쪽의 근육을 세게 눌러서 자극한다.
무릎을 살짝 펴면 누를 지점을 찾기 쉽다.

1 다리 돌리기의 5번 자세에서 오른쪽 다리를 든 상태로 무릎을 살짝 펴고 왼쪽 무릎을 세운다. 두 손으로 오른쪽 무릎을 양쪽에서 잡고 중지, 약지, 소지로 무릎 뒤쪽의 움푹 들어간 부분을 세게 누른다.

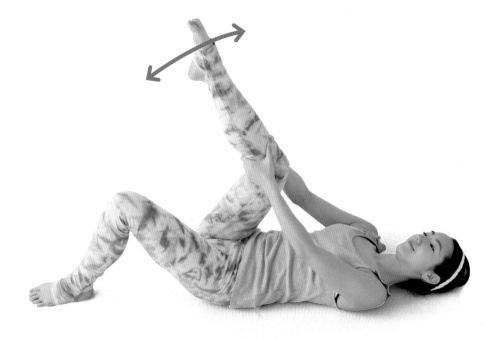

2 무릎 뒤쪽을 세게 누른 채로 발끝을 내려 발등을 천천히 늘인다. 그런 다음 다시 발목 쪽으로 당겨 다리 뒷부분을 늘인다.

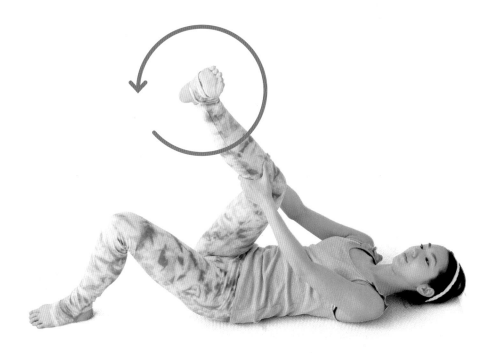

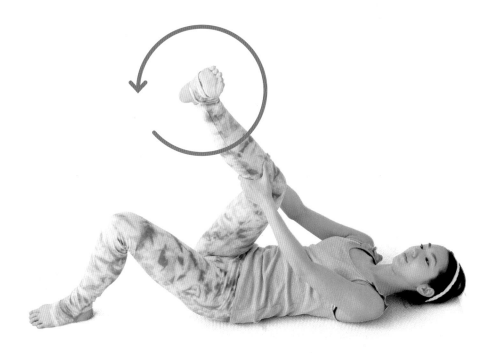

3회씩
반복

3 무릎 뒤쪽을 세게 누른 채로 발목을 최대한 천천히 크게 돌린다. 안쪽으로 돌렸다가 바깥
쪽으로 돌리기를 번갈아 반복한다.

30초
유지

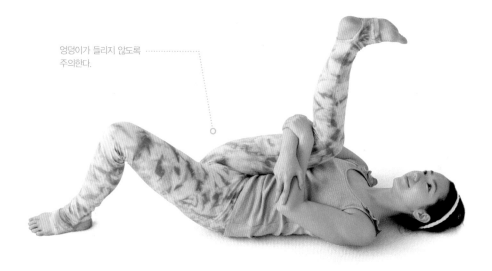

엉덩이가 들리지 않도록
주의한다.

오른쪽 무릎 뒤쪽에서 두 팔을 감싸안은 뒤 다리를 가슴 쪽으로 당긴다. 무릎은 굽히고 발
끝은 발목 쪽으로 당긴 상태로 허벅지 뒤쪽을 늘인 뒤 잠시 유지한다. 이때 바닥에서 엉덩
이가 들리지 않도록 신경 쓴다.

⋮ 옆구리 늘이기 ⋮

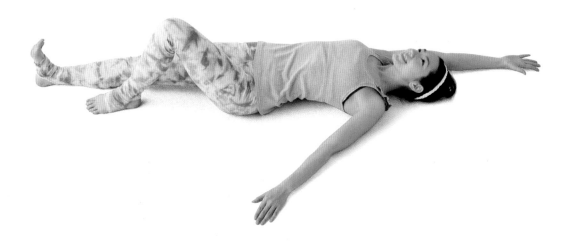

1 무릎 뒤쪽 풀기의 4번 자세에서 오른쪽 다리를 바닥에 내려놓고 발끝을 발목 쪽으로 당긴
다. 오른팔은 귀 옆쪽으로 붙여서 머리 위로 똑바로 뻗고 손바닥은 천장을 향하게 한다. 왼
팔은 겨드랑이를 벌려서 대각선 아래쪽으로 뻗고 손으로 바닥을 짚는다. 오른쪽 다리 뒤쪽
이 찌릿찌릿한 느낌이 들 정도로 오른발 뒤꿈치를 최대한 멀리 밀어서 오른팔과 서로 당기
듯이 쭉 뻗어 몸 옆을 늘인다.

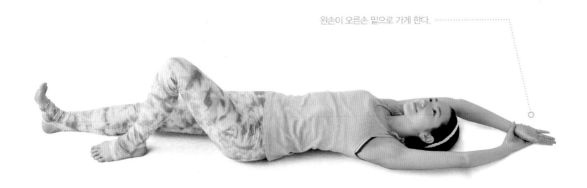

왼손이 오른손 밑으로 가게 한다.

2 왼손을 머리 위로 올려 오른쪽 손목을 잡는다.

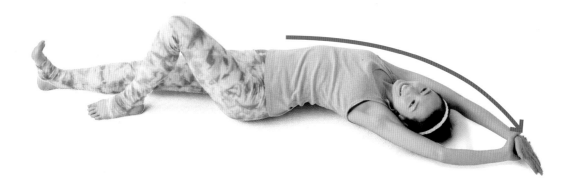

3 숨을 내쉬면서 상체를 왼쪽으로 기울여 활처럼 휘게 해서 오른쪽 옆구리를 늘인다. 이때 늑골과 골반을 최대한 멀리 떼어놓겠다는 생각으로 늘인다. 발꿈치 역시 가능한 한 멀리 밀어낸다. 10초 동안 자세를 유지한 후 힘을 뺐다가 한 번 더 늘인다.

※ 동작이 끝나면 손과 발을 바꿔서 전신 교정 스트레칭 전체를 순서대로 한다.

7분 투자로 가뿐하게 하루를 시작하는
아침 스트레칭

아침 스트레칭은 바른 자세를 만들어주고, 하루를 활기차게 시작할 수 있도록 돕는다. 아침 스트레칭을 습관으로 들이면, 좀처럼 잠에서 깨기 힘든 사람도 상쾌하게 눈을 뜰 수 있다.

바른 자세를 유지하는 데 핵심적인 역할을 하는 골반과 척추 주변 근육은 잠을 자는 동안 경직되기 쉽다. 아침 스트레칭 동작은 골반과 척추 주변 근육을 유연한 상태로 되돌리고 에너지가 가득 찬 몸으로 만든다.

스트레칭 순서는 먼저 골반저근육과 척추, 허리 주변 근육을 사용하는 동작으로 혈액 순환을 촉진해서 심신을 깨우고, 틀어진 몸을 바로잡는 동작으로 마무리한다.

아침 스트레칭은 굽히기, 서기, 앉기 등 우리가 매일 반복하는 기본적인 움직임에서 근육에 가해질 수 있는 부담을 줄이고 바른 자세를 유지하도록 틀을 만든다. 또 유착의 원인이 되는 나쁜 자세와 습관을 없앤다.

동작을 따라 하기 힘들다면 처음 2주 동안은 6번 동작까지만 해도 좋다. 그 후에는 7번 동작인 롤링 백과 8번 동작인 의자 자세까지 추가하자. 특별한 언급이 없으면 호흡은 자연스럽게 하면 된다.

유착 풀기

먼저 골반 주변의 유착을 확실하게 푼다.

2단계

1 무릎 옆으로 젖히기

몸의 심층부 근육을 자극하고 좌우 균형을 바로잡는다.

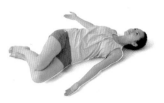

2 엉치뼈 자극하기

허리 주변의 긴장을 풀고 골반 주변의 혈액 순환을 촉진한다.

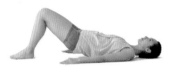

3 흉추 자극하기

척추를 자극하고 자는 동안 굳어진 흉추 주변을
부드럽게 푼다.

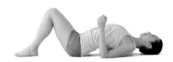

4 척추뼈 유착 풀기

척추를 늘여서 유착을 떼어낸다.

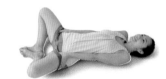

5 발바닥을 모은 상태로 허리 들기

하반신 근육을 깨우고 전신에 에너지를 채운다.

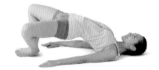

6 케겔 운동

골반저근육을 자극하고 내장을 깨운다.

PLUS

7 롤링 백

등과 허리를 풀고 자율신경계를 자극한다.

8 의자 자세

신경을 깨워 하루를 활기차게 한다.

❶ 무릎 옆으로 젖히기

몸의 심층부 근육에 생긴 긴장을 풀고 틀어진 골반을 교정해 전신의 좌우 균형을 바로잡는다. 만성적인 허리 통증 완화에도 도움이 된다.

 이 부분을
교정한다

• 흉추, 요추 • 대요근 • 장골근 • 이상근 • 천장관절

Standby ▶ ▷ ▷

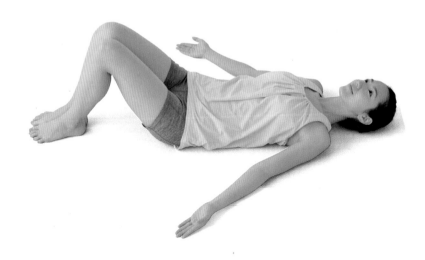

천장을 보고 똑바로 누운 후, 다리를 모아 무릎을 세우고 양발도 모은다. 겨드랑이를 벌려서 두 팔을 대각선 아래를 향하도록 자연스럽게 뻗은 뒤 손바닥은 천장을 향하게 한다.

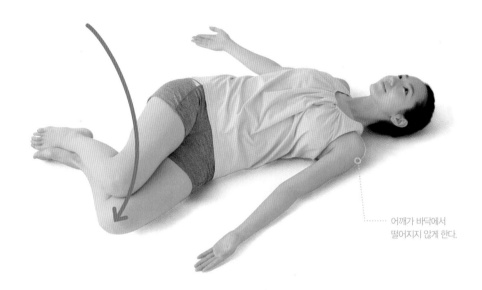

어깨가 바닥에서
떨어지지 않게 한다.

1 숨을 내쉬면서 다리 힘을 빼고 다리를 모은 채로 한 번에 왼쪽으로 젖혀 떨어뜨린다. 그다
음, 숨을 들이마시면서 다리를 모은 채 제자리로 되돌린다.

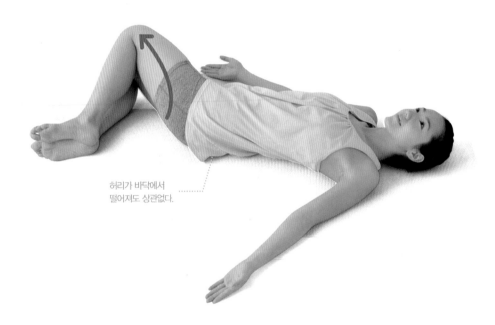

허리가 바닥에서
떨어져도 상관없다.

2 숨을 내쉬면서 다리 힘을 빼고 다리를 모은 채로 한 번에 오른쪽으로 젖혀 떨어뜨린다. 그
다음, 숨을 들이마시면서 standby 자세로 돌아가 1~2번을 3~5회 반복한다.

❷ 엉치뼈 자극하기

허리를 들어 올렸다가 바닥에 탁 하고 떨어뜨리면서 엉치뼈를 시원하게 자극하는 동작이다. 이 동작은 틀어진 골반을 교정하고 허리 주변의 긴장을 풀어 몸의 좌우 균형을 맞춘다. 또 골반 주변의 혈액 순환을 촉진하고 부종을 해소하며 마음의 균형을 잡아주는 데에도 효과적이다.

이 부분을
교정한다

• 흉추, 요추 • 엉치뼈 • 천장관절

Standby ▶▷▷

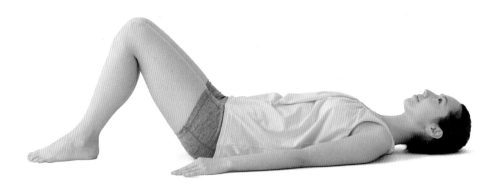

천장을 보고 똑바로 누운 후, 다리를 모아 무릎을 세운 뒤 발은 궁둥뼈 너비로 벌린다. 두 팔은 몸 옆으로 가까이 붙여서 자연스럽게 뻗고 손으로 바닥을 짚는다.

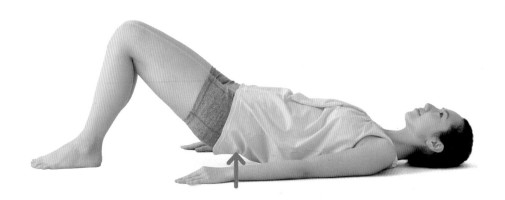

1 손바닥으로 바닥을 누르면서 허리를 가볍게 들어 올린다.

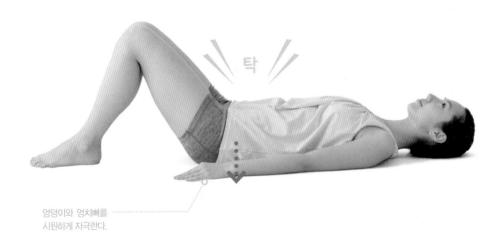

탁

엉덩이와 엉치뼈를
시원하게 자극한다.

2 한 번에 힘을 빼서 허리를 가볍게 바닥으로 탁 하고 떨어뜨린다. 1번 자세로 돌아가 3~5회
반복한다.

❸ 흉추 자극하기

척추를 긴장시켰다가 완화하기를 반복하면서 자는 동안 굳어진 흉추 주변을 푼다. 상반신 중심의 동작이지만 척추를 통해 진동이 전해져 골반 주변에도 자극을 준다. 이 동작은 틀어진 몸을 바로잡고 긴장을 풀어줄 뿐 아니라 소화계 기관도 튼튼하게 해준다.

이 부분을
교정한다

• 경추, 흉추   • 어깨뼈 주변

Standby ▶ ▷▷

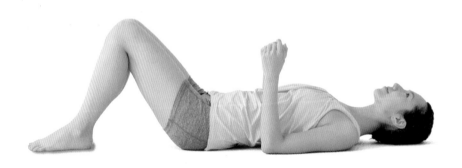

천장을 보고 똑바로 누운 후, 다리를 모아 무릎을 세운 뒤 발은 골반 너비로 벌린다. 팔꿈치로 바닥을 짚은 뒤 옆구리에 붙이고, 주먹을 가볍게 쥐어 천장을 향해 올린다.

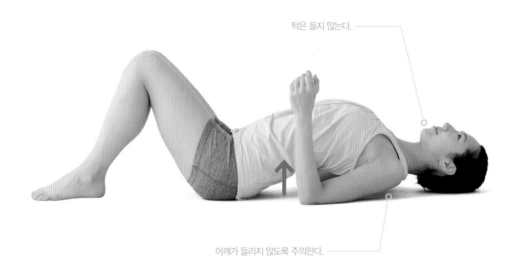

턱은 들지 않는다.

어깨가 들리지 않도록 주의한다.

1 등을 바닥에서 들어 올려 상체를 활처럼 휘게 한다.

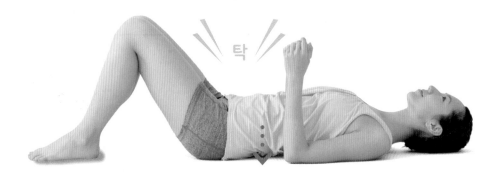

탁

2 한 번에 힘을 빼서 등을 가볍게 탁 하고 바닥에 떨어뜨린다. 1번 자세로 돌아가 3~5회 반복한다.

3~5회
반복

❹ 척추뼈 유착 풀기

척추는 관리를 게을리하면 척추뼈끼리 달라붙어서 유착이 생기기 쉽다. 척추뼈에 유착이 생기면 여러 가지 통증이나 질환이 생긴다. 또한 척추는 신경이 통과하는 곳으로, 이곳의 유착을 풀면 신경쇠약, 불면증 완화에도 효과가 있다.

이 부분을
교정한다

• 경추, 흉추, 요추 • 대요근 • 장골근 • 고관절

Standby ▶▷▷

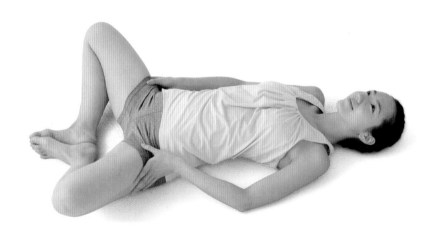

천장을 보고 똑바로 눕는다. 양 발바닥을 모은 채로 다리를 좌우로 벌려 마름모꼴을 만든 후, 발바닥을 회음부 가까이 끌어온다. 두 손은 좌우 고관절 부분을 가볍게 잡는다.

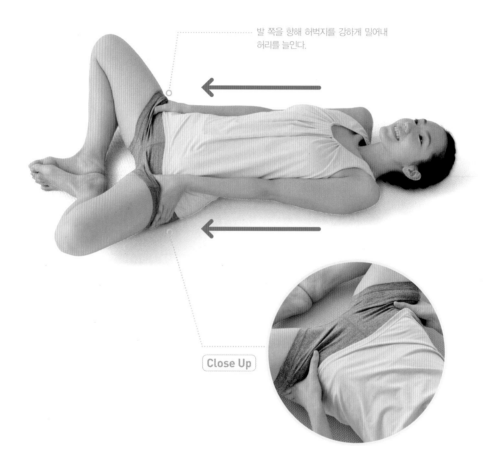

발 쪽을 향해 허벅지를 강하게 밀어내
허리를 늘인다.

Close Up

숨을 내쉬면서 척추에서 골반을 떼어내듯이 두 손으로 허벅지를 강하게 밀어낸다.

❺ 발바닥을 모은 상태로 허리 들기

배의 심층부 근육과 고관절을 자극해 골반 내의 순환을 촉진한다. 엉덩이와 허벅지 근육, 내장 기능도 활성화하고 하루를 활기차게 보내도록 몸속 에너지를 채우는 데에도 도움이 된다. 또 허리 주변의 긴장과 척추의 경직을 풀어준다.

이 부분을
교정한다

• 대요근 • 장골근 • 이상근 • 골반저근육 • 천장관절 • 내전근

Standby ▶▷▷

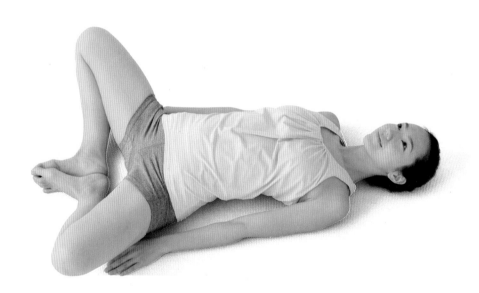

천장을 보고 똑바로 눕는다. 양 발바닥을 모은 채로 다리를 좌우로 벌려 마름모꼴을 만든 후, 발바닥을 회음부 가까이 끌어온다. 두 팔은 몸 옆으로 가까이 붙여서 자연스럽게 뻗고 손으로 바닥을 짚는다.

30초
유지

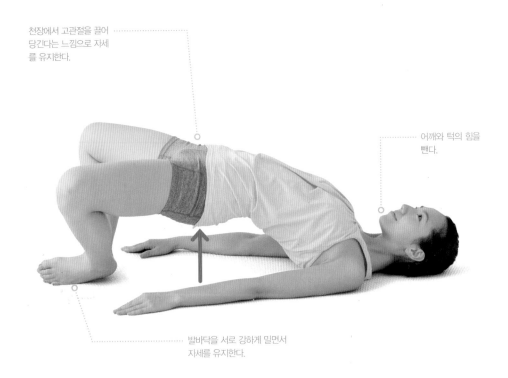

천장에서 고관절을 끌어
당긴다는 느낌으로 자세
를 유지한다.

어깨와 턱의 힘을
뺀다.

발바닥을 서로 강하게 밀면서
자세를 유지한다.

숨을 내쉬면서 허리를 천천히 들어 올린다. 어깨부터 무릎까지 일직선이 되게 한 뒤 자세를 유지한다.

❻ 케겔 운동

골반저근육을 조였다가 풀면서 내장을 자극한다. 이 동작은 호흡이 깊어지고 탄력 있는 엉덩이를 만드는데 도움이 된다. 또 요실금 예방에도 효과가 있다. 힘을 빼서 풀어주는 동작이 어려우니 특히 신경 쓰자.

이 부분을
교정한다

• 요추 • 대요근 • 장골근 • 골반저근육

Standby ▶▷▷

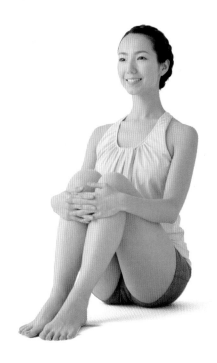

바닥에 앉아서 두 무릎을 세우고 두 손을 정강이 앞으로 모아 감싼다. 궁둥뼈는 바닥에 닿도록 수직으로 세우고 등을 곧게 편다. 엉덩이를 좌우로 들썩이면서 엉덩이를 점점 작게 만든다는 느낌으로 궁둥뼈를 안쪽으로 모은다.

10회
반복

NG

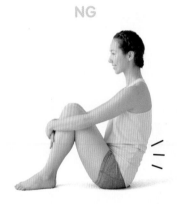

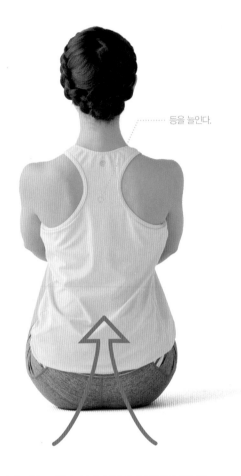

등을 늘인다.

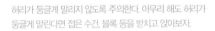

허리가 둥글게 말리지 않도록 주의한다. 아무리 해도 허리가
둥글게 말린다면 접은 수건, 블록 등을 받치고 앉아보자.

숨을 들이마시면서 궁둥뼈를 더 안쪽으로 모으는 동시에 질을 조인다. 이때 아랫배가 납작해지고 등
이 늘어나면 제대로 케겔 운동을 하고 있다는 증거다. 숨을 내쉴 때는 한 번에 힘을 빼면서 조였던 질
을 푼다.

※ 산후에는 자궁 및 질내 분비물이 완전히 배출된 후에 케겔 운동을 한다.

❼ 롤링 백

척추뼈 하나하나를 자극하면서 앞뒤로 구른다. 이 동작은 척추 전체를 자극해 척추에 생긴 유착을 부드럽게 풀어 자율신경계에 긍정적인 영향을 미친다. 또 등 결림이 풀리기 때문에 혈액 순환이 좋아지고 몸이 따뜻해진다.

이 부분을 교정한다 ● 경추, 흉추, 요추 ● 대요근 ● 장골근 ● 골반저근육

Standby ▶▷▷

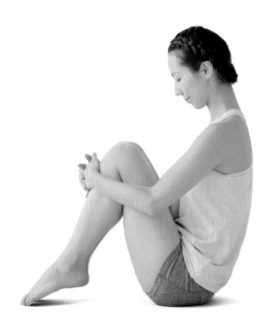

바닥에 앉아서 두 무릎을 세우고 두 손을 정강이 앞으로 모아 감싼다.

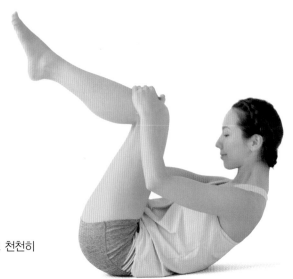

1 어깨와 목의 힘을 빼고 천천히
뒤로 몸을 젖힌다.

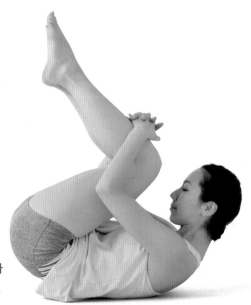

2 엉치뼈부터 시작해서 척추뼈 하나
하나씩 바닥에 내려놓으며 눕는다.

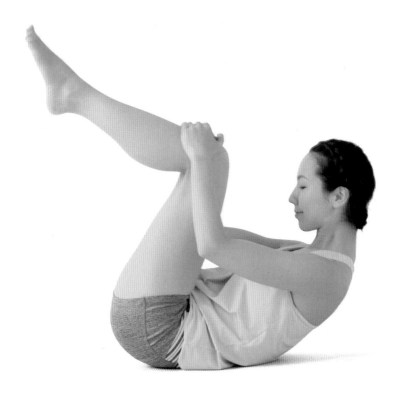

3~5회
반복

3 굴러간 반동을 이용하여 척추뼈 하나하나를 다시 바닥에서 떼어낸다는 느낌으로 앞으로
일어난다. standby 자세로 돌아가 반복한다.

❽ 의자 자세

하루 동안 바른 자세를 유지할 수 있도록 도와주는 동작이다. 고관절에서부터 정확하게 상체를 숙여 골반 주변의 심층부 근육을 자극할 수 있도록 신경 쓰자. 샅굴 부위에서 명치, 꼬리뼈에서 등까지 각각의 근육이 늘어나는 것을 느껴보자.

이 부분을 교정한다 •대요근 •장골근 •이상근 •골반저근육 •천장관절 •대퇴근 •허벅지 뒤쪽 근육

Standby ▶▷▷

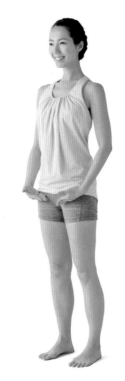

허리 너비로 다리를 벌리고 선다. 두 손은 손바닥을 위로 향하게 해서 손날을 고관절 부분에 갖다 댄다.

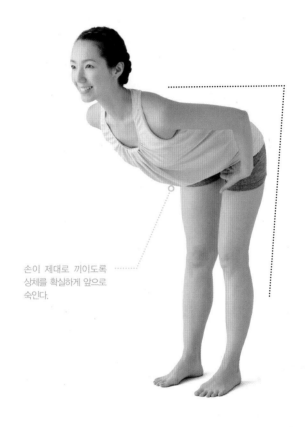

손이 제대로 끼이도록
상체를 확실하게 앞으로
숙인다.

1 상체가 바닥과 수평이 될 때까지 숙인다. 이때 고관절 부분이 확실하게 접히면서 손이 허
벅지와 고관절 사이에 끼이게 한다.

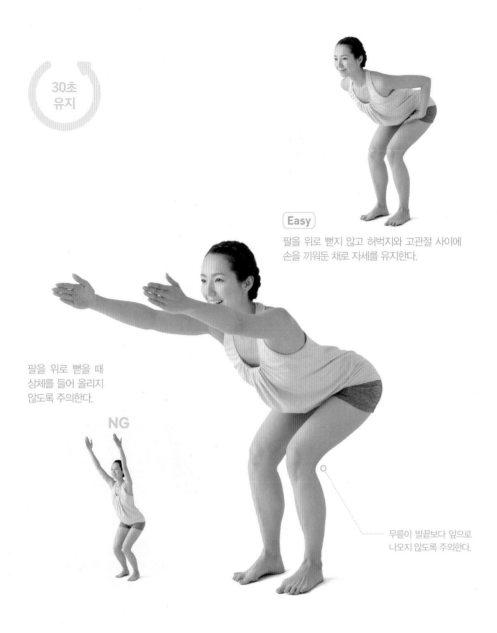

30초
유지

Easy
팔을 위로 뻗지 않고 허벅지와 고관절 사이에
손을 끼워둔 채로 자세를 유지한다.

팔을 위로 뻗을 때
상체를 들어 올리지
않도록 주의한다.

NG

무릎이 발끝보다 앞으로
나오지 않도록 주의한다.

2 숨을 내쉬면서 의자에 엉덩이를 걸친다는 느낌으로 무릎을 구부리며 엉덩이를 뒤로 뺀다.
손끝부터 허리까지 일직선이 되도록 두 팔을 대각선 위로 뻗고 아랫배를 가볍게 조이며 유
지한다. 동작이 끝나면 숨을 들이마시면서 천천히 무릎을 펴고 두 팔을 내린다.

스완 다이브 자세 · 태양 경배 자세

무릎 뒤쪽, 샅굴 부위, 척추 등 하체 밸런스 스트레칭에서 가장 중요하게 여기는 부분을 집중적으로 푸는 동작이다. 전신을 늘였다가 당기면서 혈액 순환을 촉진하고 온몸을 구석구석 자극한다. 기(氣)의 순환이 좋아지고 몸 전체에 에너지가 전달되는 효과가 있다. 아침에 일어난 후에 이 동작을 한다면 몸과 마음이 가뿐해지면서 상쾌한 아침을 맞이하고 하루를 활기차게 시작할 수 있다.

시작하기 전에
이 동작 역시 유착 풀기를 하고 나서 실시하기를 권장한다. 만약 시간이 없다면 발바닥과 고관절만 유착 풀기를 해도 괜찮다. 여유로운 날에는 저녁 스트레칭 추가 동작인 전신 교정 후에 이어서 해보자.

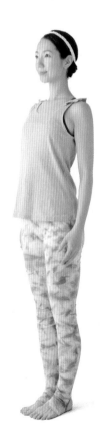

1 두 발을 모아 반듯이 선다. 이때 두 발에 체중이 고르게 실리게 한다. 두 팔은 몸 옆쪽으로 자연스럽게 내려뜨린다.

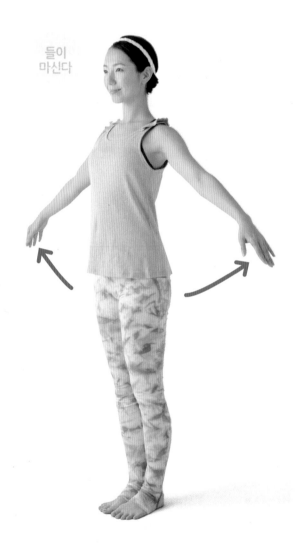

들이
마신다

2 숨을 들이마시면서 손등이 천장을 향하게 한 뒤 두 팔을 좌우로 넓게 벌려 올린다.

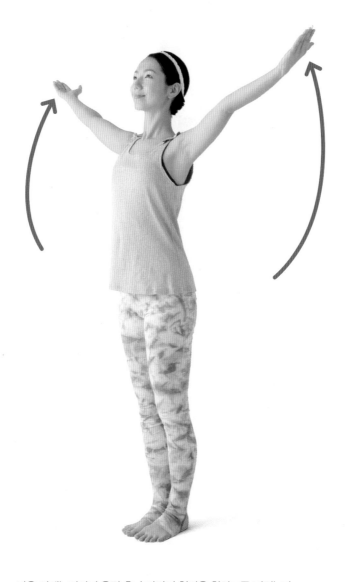

3 팔을 어깨높이까지 올린 후 손바닥이 천장을 향하도록 뒤집는다.

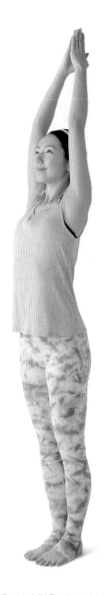

4 두 팔을 머리 위까지 올린 후, 어깨 힘을 빼고 정수리 위에서 두 손을 모은다.

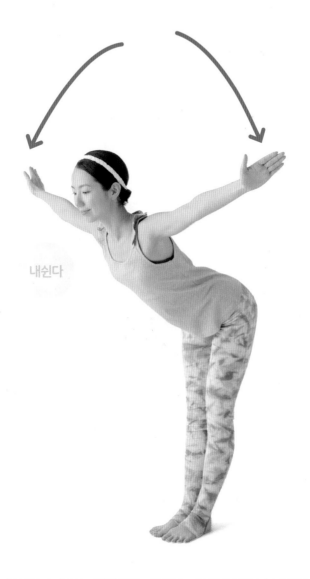

내쉰다

5 숨을 내쉬면서 손바닥이 바닥을 향하도록 뒤집고 두 팔을 좌우로 넓게 벌려 내린다. 동시에 상체를 앞으로 숙인다.

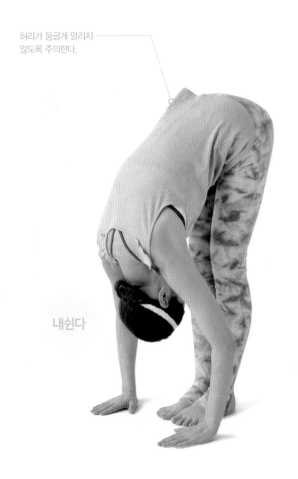

허리가 둥글게 말리지
않도록 주의한다.

내쉰다

6 숨을 내쉬면서 배가 허벅지에 닿을 정도로 아래로 깊게 숙인다. 두 손 또는 손끝이 바닥에
닿게 한다. 등을 곧게 펴고 목과 어깨에 힘을 뺀다. 손이 바닥에 닿지 않는 사람은 무릎을
살짝 굽혀도 괜찮다.

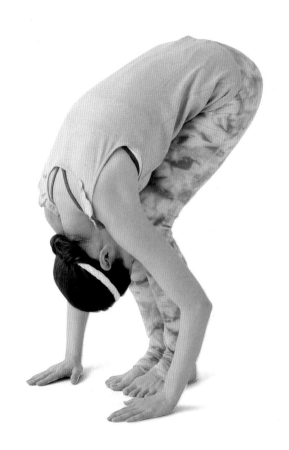

7 무릎을 살짝 굽힌다.

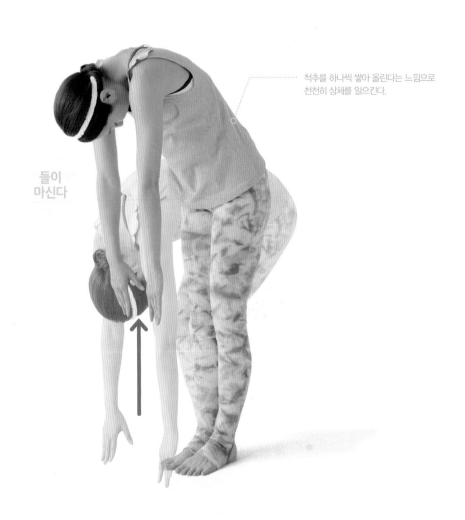

들이
마신다

척추를 하나씩 쌓아 올린다는 느낌으로
천천히 상체를 일으킨다.

8 숨을 들이마시면서 천천히 무릎을 펴고 상체를 일으킨다.

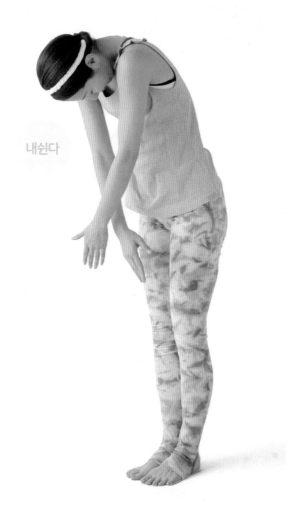

내쉰다

9 숨을 내쉬면서 팔을 몸 앞에서 교차시켰다가 제자리로 둔다.

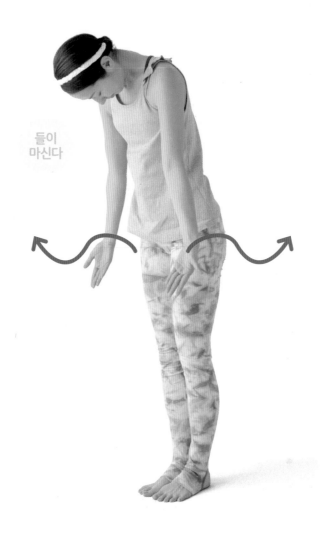

들이
마신다

10 손바닥이 정면을 향하도록 뒤집은 후, 숨을 들이마시면서 양팔을 좌우로 벌린다.

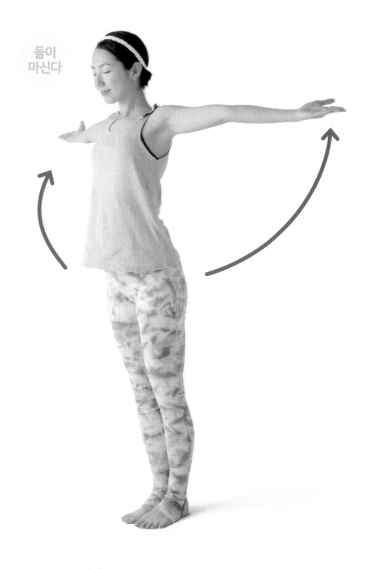

들이
마신다

11 숨을 들이마시면서 손바닥이 천장을 향하게 하고, 두 팔을 좌우로 넓게 벌린 뒤 위로
올린다.

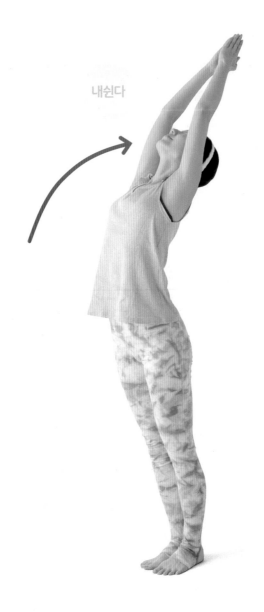

내쉰다

12 두 팔을 머리 위까지 올려 정수리 위에서 손바닥을 모은 후, 숨을 내쉬면서 상체를 뒤로 젖힌다. 이때 손과 발이 서로 팽팽하게 당겨진다는 느낌으로 온몸을 늘인다.

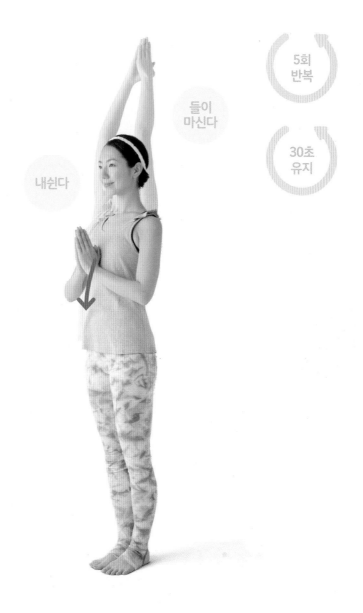

내쉰다

들이
마신다

5회
반복

30초
유지

13 숨을 들이마시면서 상체를 제자리로 하고, 다시 숨을 내쉬면서 두 손을 모은 채로 가슴 앞으로 내린다. 1~13번 동작까지 5회 반복한 후, 마지막에 눈을 감고 30초 정도 몸의 균형을 잡으면서 코로 호흡한다.

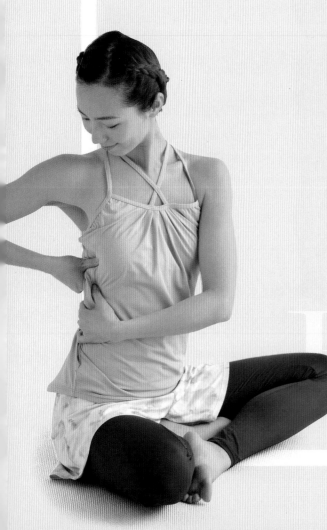

Balanc

내 몸을 망치는 나쁜 고리를 끊는
고민 해결 스트레칭

Stretching

삶의 질을 높이는
통증 해소 스트레칭

하체 밸런스 스트레칭에 익숙해졌다면 평소에 느끼던 통증이나 만성적인 질환을 해결해주는 동작을 추가해보자. 통증을 느끼는 부위가 여러 군데라면 각각 다른 동작을 이어서 해도 괜찮다. 물론 매일 다른 동작을 하나씩 순서대로 해봐도 좋다.

평소 특별한 통증이나 질환이 없더라도 머리가 아프다거나 눈이 침침하다거나 소화가 안 되는 경우 등 응급 처방이 필요할 때를 위해 그 순간 바로 할 수 있는 동작들과 만성질환을 완화하는 동작들도 준비했다. 특별한 언급이 없으면 호흡은 자연스럽게 하면 된다.

준비물 | 볼스터 또는 두께가 있는 쿠션

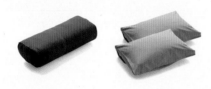

기본 구성

이런 사람에게 필요하다

☐ 통증을 완화하고 싶다

☐ 나쁜 자세나 나쁜 습관을 바로잡고 싶다

자기 전에는 유착 풀기, 통증 해소 스트레칭, 저녁 스트레칭을 순서대로 하고 아침에는 유착 풀기, 통증 해소 스트레칭, 아침 스트레칭을 순서대로 마친다. 통증 해소 스트레칭을 아침에 할지 저녁에 할지는 그날그날의 스케줄에 따라 정해도 괜찮다. 꾸준히만 한다면 원하는 효과를 얻을 수 있으니, 생활 습관에 맞춰 가능한 시간에 해보기 바란다.

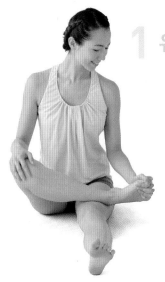

1 유착 풀기

2 통증 해소 스트레칭

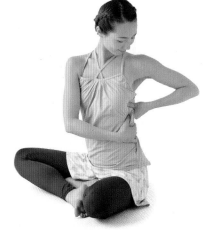

**3 아침 스트레칭
또는 저녁 스트레칭**

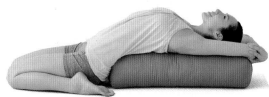

이런 사람에게 필요하다

☐ 통증을 더 악화시키고 싶지 않다

☐ 되도록 짧은 시간에 할 만한 방법을 알고 싶다

아침 스트레칭이나 저녁 스트레칭을 전부 할 시간이 없거나 우선 고민이 되는 문제부터 해결하고 싶다면 단축 구성대로 따라 해보자. 통증 해소 스트레칭은 어떤 동작이든 이어서 해도 괜찮다.

그리고 때에 따라 시간이 없어 한 가지 동작밖에 할 수 없다면 간단 유착 풀기와 통증 해소 스트레칭만 하는 최단 구성으로 해도 괜찮다. 각각의 동작에 적절한 최소한의 유착 풀기 동작을 제시해두었으니, 부담 없이 시도해보기 바란다.

1 유착 풀기

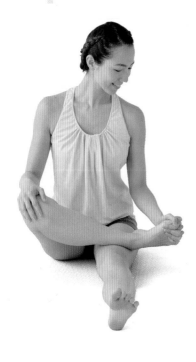

2 통증 해소 스트레칭

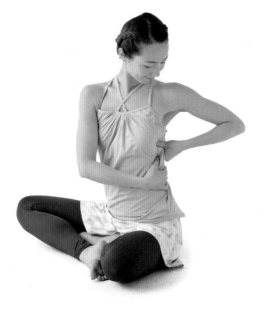

최단 구성

1 간단 유착 풀기

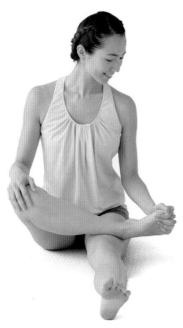

2 통증 해소 스트레칭

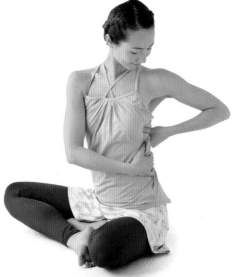

어깨 결림 · 목 결림

무거운 머리를 받치는 목, 쇄골, 팔, 겨드랑이, 옆구리에 생긴 근막 유착을 풀어 어깨 결림, 목 결림을 해결하고 체액의 순환을 촉진한다. 얼굴의 부기를 완화하고 리프팅 효과를 볼 수 있으며 뇌의 피로, 눈의 긴장도 해소한다. 최단 구성으로 하고 싶은 사람은 고관절과 무릎 아래만 유착을 푼 후 동작을 시작한다.

 근막 풀기

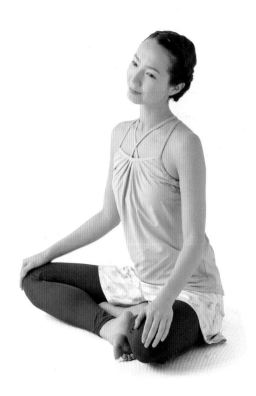

1 바닥에 앉아 양 발꿈치가 몸의 중심선에 오도록 허벅지 쪽으로 가까이 당긴다. 어깨 힘을 빼고 목을 왼쪽으로 기울인다.

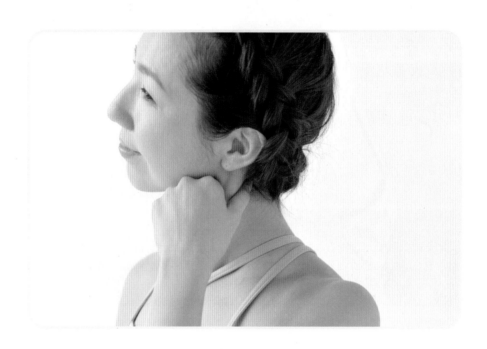

2 귀 뒤쪽에서 쇄골로 이어지는 근육을 가볍게 잡아당겼다가 놓는다. 왼쪽 귀 아래부터 손을
조금씩 아래로 이동하면서 쇄골까지 근육을 잡아당겼다가 놓기를 반복한다.

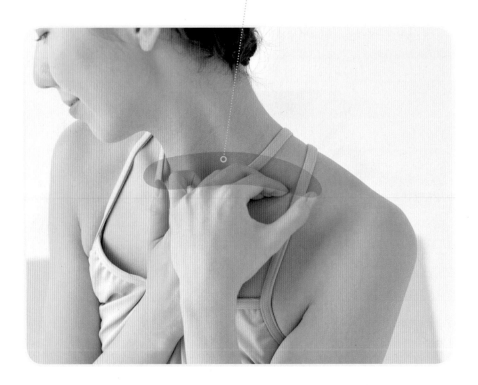

이 부분을 누른다.

3 왼쪽 쇄골 위 움푹 팬 부분에 집게손가락부터 넷째 손가락까지 세 손가락을 올려놓는다.
손가락으로 세게 누르면서 머리를 오른쪽으로 기울인다. 왼쪽 목이 늘어나는 것이 느껴지
면 손을 떼고 머리를 똑바로 세운다. 그다음, 쇄골을 따라 손을 바깥쪽으로 옮기면서 쇄골
끝까지 같은 방식으로 누른다.

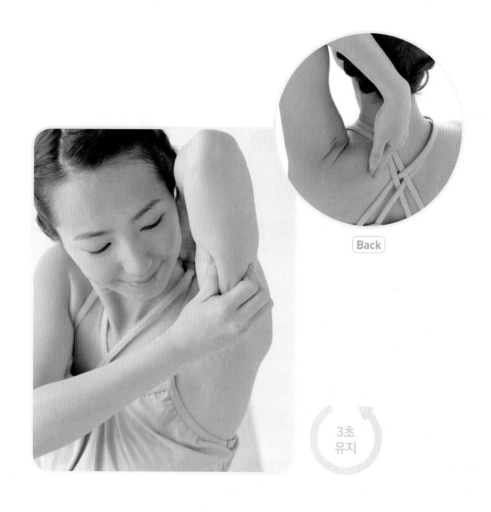

Back

3초
유지

4 왼손을 등 뒤로 넘겨서 손끝을 등 중앙에 갖다댄다. 오른손으로 왼팔 안쪽의 팔꿈치 주변
근육을 잡아서 몸에서 떼어낼 듯이 당겨 3초 동안 유지한 뒤 놓는다.

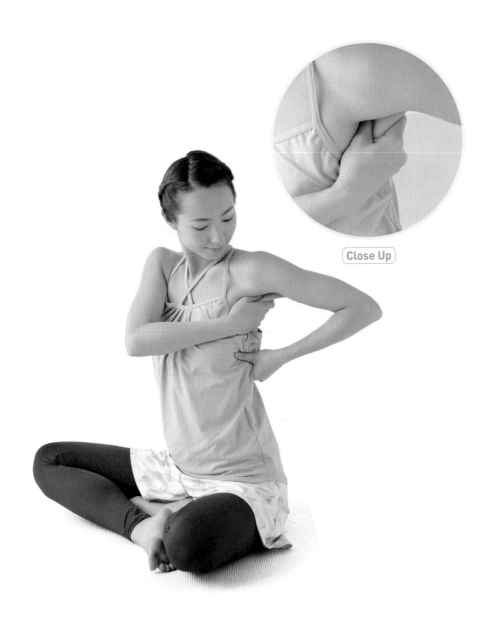

Close Up

5 팔꿈치에서 겨드랑이를 향해 손을 조금씩 아래로 옮기면서 같은 방식으로 근육을 잡아당겼다가 3초 동안 유지한 후 놓기를 반복한다.

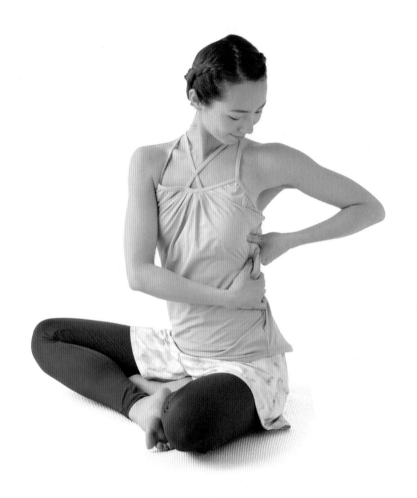

6 이어서 몸 옆쪽을 두 손으로 푼다. 옆구리를 지나 골반까지 손을 옮겨가며 근육을 잡아당겼다가 3초 동안 유지한 후 놓기를 반복한다. 반대쪽도 같은 방식으로 1~6번 동작까지 반복하며 근막을 푼다.

허리 통증

만성적인 허리 통증에 시달리는 사람은 척추 사이사이의 유착을 풀고 뼈의 위치를 바로잡아서 틀어진 몸을 교정하고 좌우 차이를 줄여야 한다. 이 동작은 허리 통증을 느끼는 사람 이외에도 평소 몸이 무겁다고 느끼거나 등에서 우두둑 소리가 나는 사람에게도 추천한다. 단, 허리 통증이 심하다면 동작을 시작하기 전에 의사와 상담이 필요하다. 최단 구성으로 하고 싶은 사람은 고관절과 복사뼈만 유착을 푼 후 동작을 시작한다.

 척추 교정하기

1 무릎 옆으로 젖히기
(챕터 3 아침 스트레칭 참고)

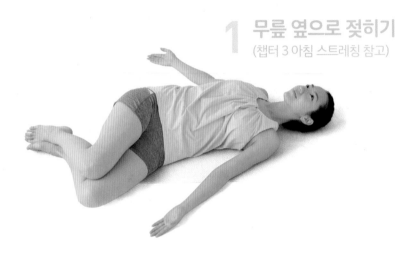

2 엉치뼈 자극하기
(챕터 3 아침 스트레칭 참고)

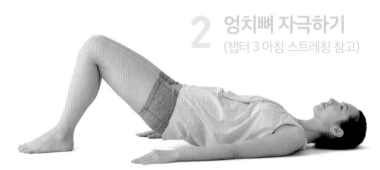

3 큰 대(大)자로 누워
허리 자극하기

New

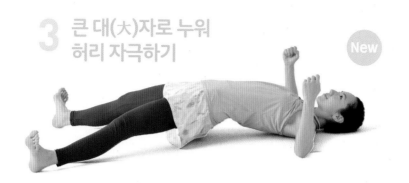

4 발바닥을 모은 상태로
허리 들기
(챕터 3 아침 스트레칭 참고)

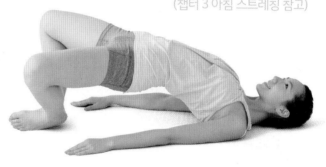

5 척추뼈 유착 풀기
(챕터 3 아침 스트레칭 참고)

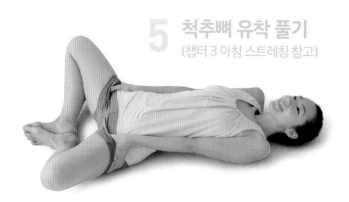

큰 대(大)자로 누워 허리 자극하기

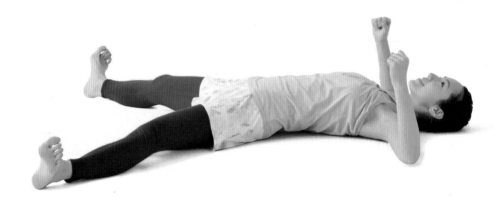

1 천장을 보고 바닥에 똑바로 눕는다. 발은 어깨너비의 두 배만큼 벌리고, 발끝은 발목을 향해 당긴 뒤 뒤꿈치로 바닥을 짚는다. 두 팔은 어깨높이에서 좌우로 벌린 후, 팔꿈치를 세워 바닥을 짚는다. 손은 주먹을 가볍게 쥐고 천장을 향해 올린다.

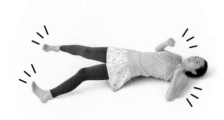

발꿈치로 바닥을 짚지 않거나 어깨를 움츠린
채로는 몸통을 들어 올릴 수 없다.

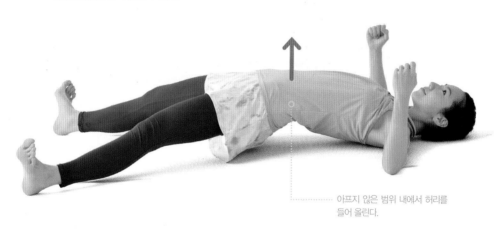

아프지 않은 범위 내에서 허리를
들어 올린다.

2 숨을 들이마시면서 허리를 들어 올린다. 이때 양 발꿈치와 양 팔꿈치로 바닥을 힘껏 누르
면서 몸을 지탱한다.

3~5회
반복

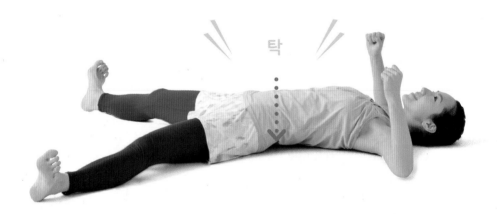

탁

3 숨을 내쉬면서 한 번에 허리를 바닥으로 탁 하고 떨어뜨린다. 2번 자세로 돌아가 3~5회
반복한다.

냉증

발끝이 차면 통증 및 질환의 원인이 된다. 평소 발이 차지 않더라도 따뜻한 물을 마시며 족욕하는 습관을 들이기를 권한다. 족욕을 하면 발끝부터 내장까지 따뜻해지고 몸속의 냉기가 사라진다. 족욕을 하면서 발가락으로 가위바위보를 하면 더 효과적이다. 최단 구성으로 하고 싶은 사람은 발바닥과 발가락 사이만 유착을 푼 후 동작을 시작한다.

 ## 따뜻한 물 마시기·족욕

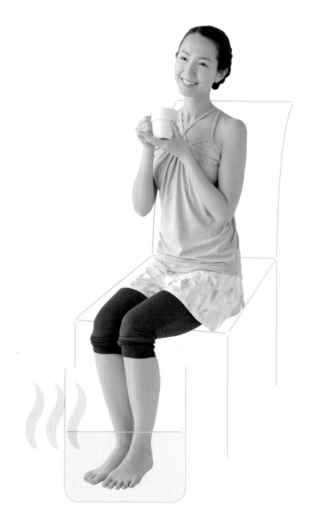

따뜻한 물 마시기

한번 끓였다가 자연 상태에서 식힌 물을 마신다. 50~60℃ 정도로 식은 물이 마시기에 적당하다. 속이 불편한 날에는 소금을 약간 녹여 마시면 증상이 완화된다.

족욕

양동이나 깊은 대야에 발을 넣은 뒤, 42~43℃의 따뜻한 물을 복사뼈가 잠길 정도로 붓고, 두 발을 5~10분 동안 담근다. 끓인 물을 넣은 주전자를 옆에 준비해두었다가 물이 식으면 양동이에 조금씩 더 부어가며 족욕을 계속한다. 심하게 피곤하다고 느끼는 날에는 종아리까지 담그면 좋다. 족욕을 하면서 따뜻한 물한 잔을 5~10분에 걸쳐 마시면 더 효과적이다.

생리통 · 생리전 증후군

골반 주변의 유착을 풀고 근육을 단련시켜 하반신의 순환을 원활하게 해 생리통 등 여성 질환을 완화한다. 업무 등의 이유로 장시간 같은 자세로 앉아 있는 사람은 특히 샅굴 부위를 충분히 풀어야 한다. 생리통, 생리전 증후군이 심하고 냉증이 있다면 이 동작을 꾸준히 하자. 최단 구성으로 하고 싶은 사람은 발목, 발등과 발꿈치, 무릎 아래만 유착을 푼 후 동작을 시작한다.

 샅굴 부위 자극하기

1 발바닥을 모은 상태로
앞으로 숙이기
(챕터 3 저녁 스트레칭 참고)

2 무릎 옆으로 젖히기
(챕터 3 아침 스트레칭 참고)

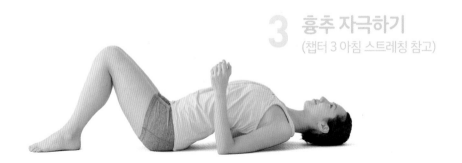

3 흉추 자극하기
(챕터 3 아침 스트레칭 참고)

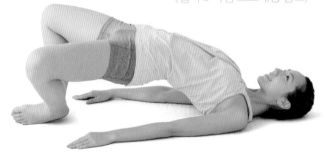

4 발바닥을 모은 상태로
허리 들기
(챕터 3 아침 스트레칭 참고)

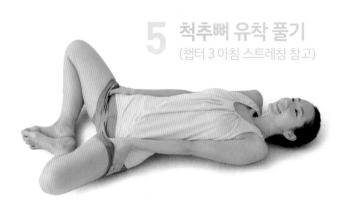

5 척추뼈 유착 풀기
(챕터 3 아침 스트레칭 참고)

만성피로

척추는 신경이 지나므로 이 부분에 유착이 생기면 자율신경 역시 제 기능을 하지 못한다. 척추뼈 하나하나를 움직여서 등의 유연성을 기르고 유착을 풀어주자. 척추의 유착이 풀어지면 에너지 순환이 좋아져 쉽게 피로해지지 않는다. 최단 구성으로 하고 싶은 사람은 발바닥과 다리 전체만 유착을 푼 후 동작을 시작한다.

Stretching 롤링 웨이브

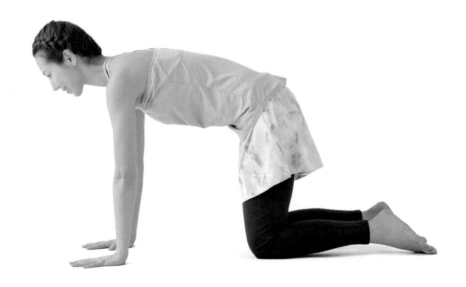

1 팔꿈치를 편 뒤 손과 무릎으로 바닥을 짚고 엎드린다. 손은 어깨너비로, 무릎과 발은 골반너비로 벌리고 발등을 바닥에 붙인다.

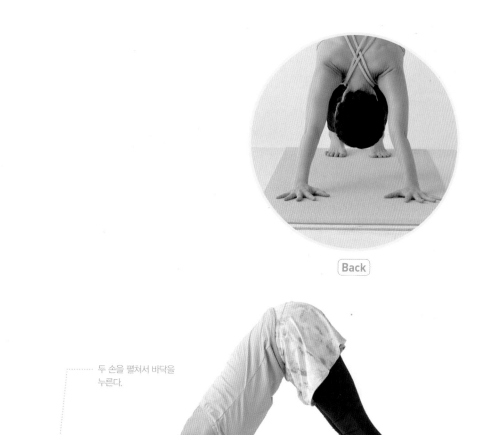

Back

두 손을 펼쳐서 바닥을
누른다.

내쉰다

2 발끝으로 바닥을 짚고 숨을 내쉬면서 무릎을 바닥에서 들어 올린다. 무릎을 펴고 엉덩이를
천장을 향해 들어 올린다. 꼬리뼈가 위에서 잡아당겨진다는 느낌이 들도록 두 손으로 바닥
을 확실히 누르면서 팔을 곧게 뻗는다. 발꿈치를 바닥에 붙이고 두 손과 두 발에 체중을 고
르게 싣는다.

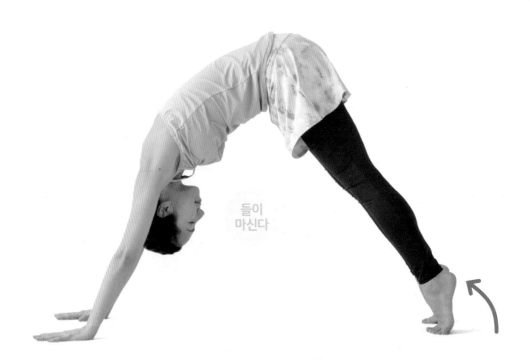

들이
마신다

3 숨을 들이마시면서 발꿈치를 들어 올린다.

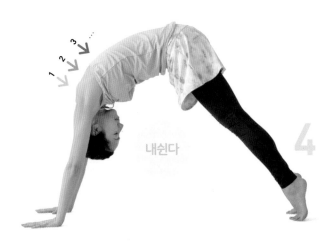

내쉰다

4

숨을 내쉬면서 무게중심을 두 손으로
이동한다. 경추 부분부터 척추뼈를 하
나씩 쌓는다는 느낌으로 말아 올린
뒤 어깨와 엉덩이가 평평하게 일직선
이 되도록 등을 편다.

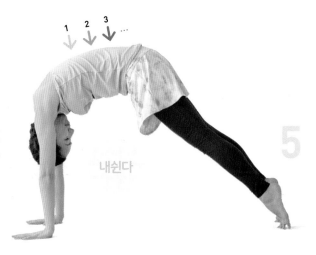

내쉰다

5

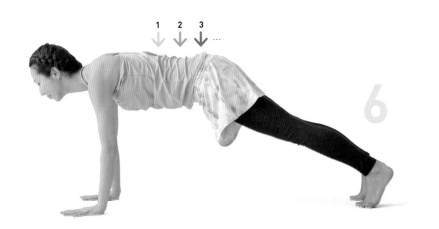

6

들이
마신다

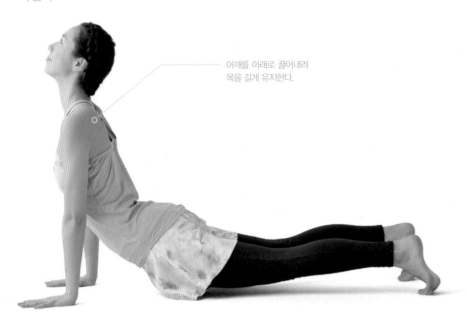

어깨를 아래로 끌어내려
목을 길게 유지한다.

7 숨을 들이마시면서 배가 바닥에 닿을 듯 말 듯하게 허리를 내리고 시선은 약간 대각선 위
로 올린다. 목이 움츠러들지 않도록 어깨를 아래로 끌어내리고 가슴을 펴서 목을 길게 유
지한다.

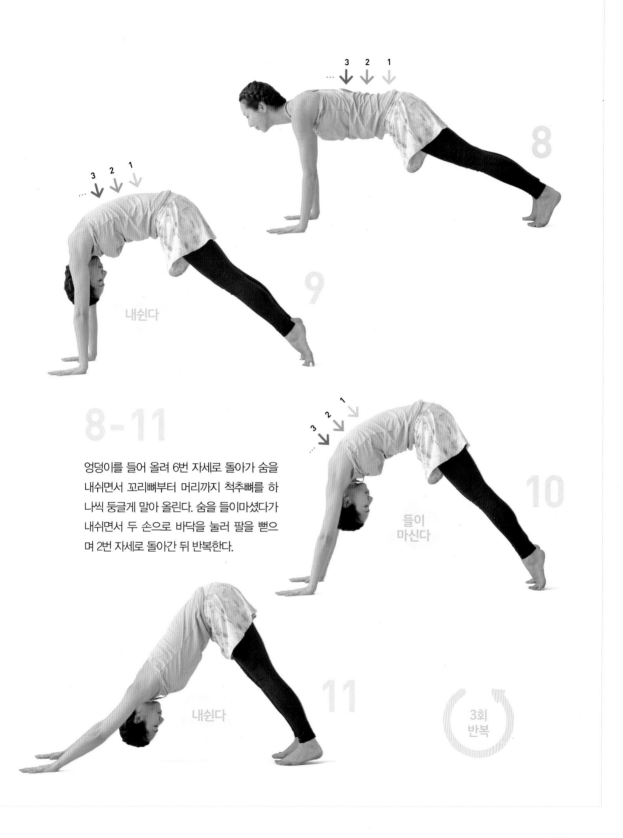

8

3 2 1

9

내쉰다

8-11

엉덩이를 들어 올려 6번 자세로 돌아가 숨을
내쉬면서 꼬리뼈부터 머리까지 척추뼈를 하
나씩 둥글게 말아 올린다. 숨을 들이마셨다가
내쉬면서 두 손으로 바닥을 눌러 팔을 뻗으
며 2번 자세로 돌아간 뒤 반복한다.

3 2 1

10

들이
마신다

11

내쉰다

3회
반복

두통

피로가 쌓여 경직되기 쉬운 두피의 긴장을 풀고 정수리에 있는 혈(穴)인 백회혈을 자극해 두통을 완화한다. 이 자세가 익숙해지면 등 뒤로 손깍지를 끼는 동작에도 도전해보자. 손깍지를 끼면 등의 긴장이 풀리기 때문에 효과가 더 좋다. 최단 구성으로 하고 싶은 사람은 발가락 사이만 유착을 푼 후 동작을 시작한다.

 무드라 자세

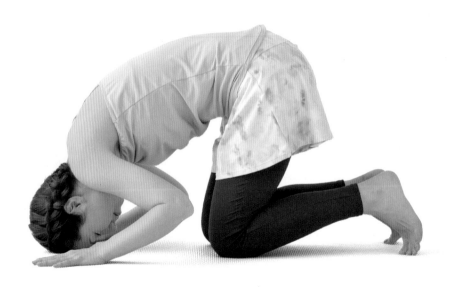

1 상체를 앞으로 숙여서 이마를 바닥에 대고 두 손은 귀 옆쪽 바닥을 짚는다. 손과 무릎으로 바닥을 짚은 채로 엉덩이를 들어 올린다.

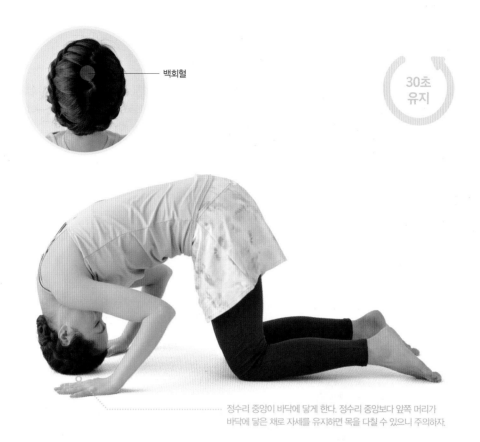

백회혈

정수리 중앙이 바닥에 닿게 한다. 정수리 중앙보다 앞쪽 머리가
바닥에 닿은 채로 자세를 유지하면 목을 다칠 수 있으니 주의하자.

2 상체를 앞으로 더 숙여서 정수리 중앙을 바닥에 닿게 한다. 두 손과 양 무릎, 머리까지 총
다섯 곳에 체중이 고르게 실리도록 자세를 잡고 유지한 뒤 두 손으로 바닥을 누르면서 일
어난다. 이때 목에 무리가 가지 않도록 신경 쓰자.

더 어려운 자세도 가능하다면

등 뒤에서 손깍지를 낀 채로 머리 위쪽으로 당긴다. 어깨
뼈에서부터 팔까지 늘인 뒤 숨을 내쉬면서 몸에 힘을 뺀
다. 30초 동안 유지한 후, 두 손으로 귀 옆쪽 바닥을 짚으
면서 상체를 일으킨다.

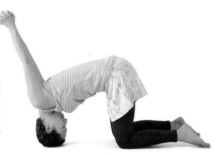

변비

장을 따라 마사지를 해서 노폐물을 밀어낸다. 배가 딱딱해서 손가락이 들어가지 않는다면 장에 유착이 생겼다는 증거이니 되도록 부지런히 마사지해주자. 손가락 두 번째 마디까지 꾹 들어갈 만큼 배가 말랑해야 양호한 상태다. 최단 구성으로 하고 싶은 사람은 발바닥과 복사뼈만 유착을 푼 후 동작을 시작한다.

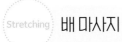 배 마사지

Standby ▶▶▶

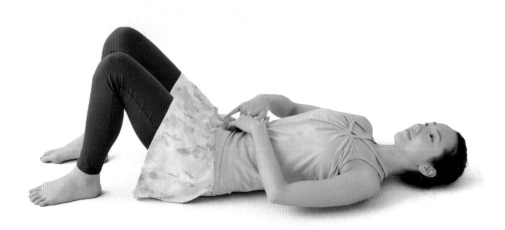

천장을 보고 바닥에 똑바로 누워 두 무릎을 세운다. 오른쪽 골반 가장자리 부근에 두 손을 올려놓은 뒤, 두 손 모두 집게손가락에서 새끼손가락까지를 오른쪽 아랫배에 찔러 넣어서 장이 있는 부위를 자극한다.

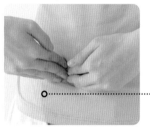

손가락이 깊이 들어가는
방향에서 자극한다.

손가락을 배에 수직으로 꾹 찔러 넣
는다. 배가 딱딱해서 손가락이 잘
들어가지 않을 때는 대각선이나 옆
쪽 등 손가락이 더 깊이 들어가는
각도에서 누른다.

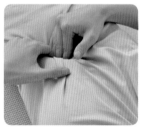

늑골 가장자리는 뼈 아래에 손끝을
찔러 넣듯이 대각선으로 넣으면 더
깊이 들어간다.

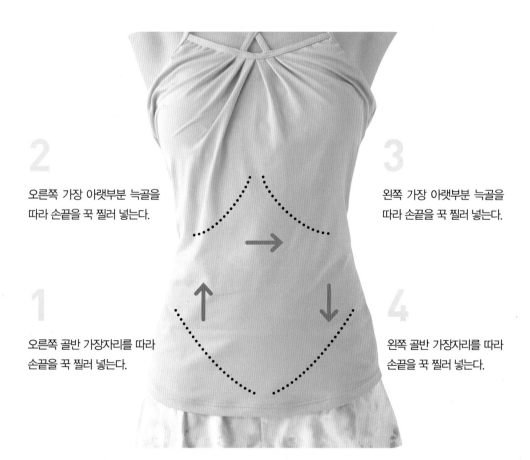

2

오른쪽 가장 아랫부분 늑골을
따라 손끝을 꾹 찔러 넣는다.

3

왼쪽 가장 아랫부분 늑골을
따라 손끝을 꾹 찔러 넣는다.

1

오른쪽 골반 가장자리를 따라
손끝을 꾹 찔러 넣는다.

4

왼쪽 골반 가장자리를 따라
손끝을 꾹 찔러 넣는다.

등 결림 · 등이 당길 때

허리를 꺾었다가 등을 둥글게 말아 올려서 등 근육과 척추 주변을 긴장시켰다가 완화하기를 반복한다. 이 동작은 결림이나 피로의 원인이 되는 노폐물을 제거하는 효과가 있다. 등을 둥글게 말아 올릴 때는 피부가 당긴다고 느낄 정도로 늘여야 한다. 최단 구성으로 하고 싶은 사람은 고관절만 유착을 푼 후 동작을 시작한다.

 고양이 자세 · 소 자세

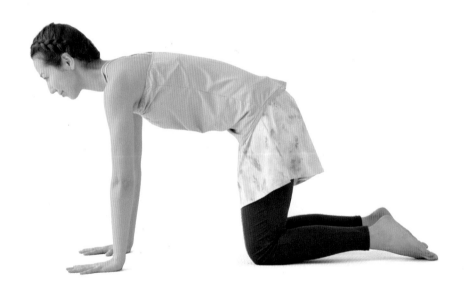

1 손과 무릎으로 바닥을 짚고 엎드려 등이 바닥과 수평이 되게 한다. 두 손은 어깨너비로 벌리고 손목은 어깨 바로 아래에서 수직이 되도록 둔다. 두 무릎은 허리 너비로 벌려서 고관절 바로 아래에 오게 한다. 두 발 역시 허리 너비로 벌리고 발등을 바닥에 댄다.

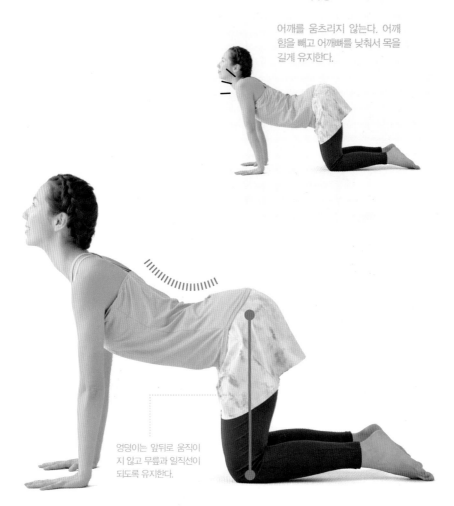

어깨를 움츠리지 않는다. 어깨
힘을 빼고 어깨뼈를 낮춰서 목을
길게 유지한다.

엉덩이는 앞뒤로 움직이
지 않고 무릎과 일직선이
되도록 유지한다.

2 숨을 들이마셨다가 내쉬면서 허리를 꺾어 등을 오목하게 만든다. 배꼽을 바닥 쪽으로 끌어
내리고 꼬리뼈는 천장을 향하게 한다. 시선을 위로 해서 목덜미도 늘인다. 동작이 끝나면
숨을 들이마시면서 1번 자세로 되돌아간다.

3~5회
반복

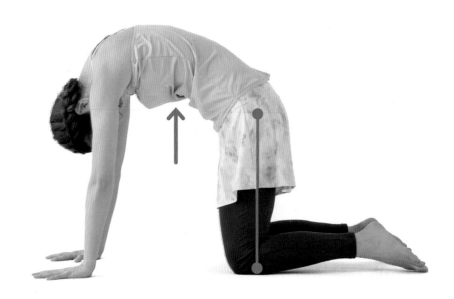

3 숨을 내쉬면서 천장에서 등을 당긴다는 생각으로 둥글게 말아 올리고 엉덩이와 머리를 몸 안쪽으로 모은다. 동작이 끝나면 숨을 들이마시면서 1번 자세로 돌아가 3~5회 반복한다.

눈의 피로 · 어지럼증

눈이 피로하거나 어지럼증이 있을 때는 신경이 모이는 귀 주변을 풀어서 날카로워진 신경을 풀어준다. 특히 컴퓨터나 스마트폰, 텔레비전 화면을 장시간 보는 습관이 있다면 꾸준히 귀를 풀어주자. 짜증이 나거나 스트레스를 받을 때도 좋다. 최단 구성으로 하고 싶은 사람은 발가락 사이만 유착을 푼 후 동작을 시작한다.

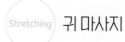 귀 마사지

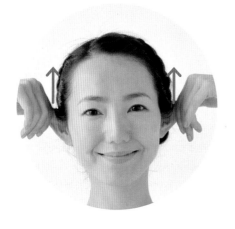

1 양쪽 귓바퀴의 윗부분을 두 손으로 각각 잡고 위나 대각선 위로 3～5회씩 당긴다.

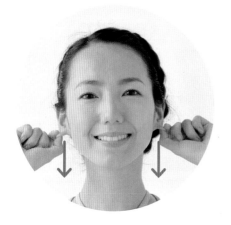

2 양쪽 귓불의 아랫부분을 두 손으로 각각 잡고 아래나 대각선 아래로 3～5회씩 당긴다.

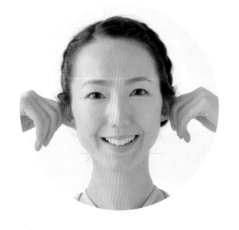

3 귓바퀴 가운데 부분을 잡고 앞으로 접었다가 뒤로 젖히기를 번갈아 3~5회 반복한다.

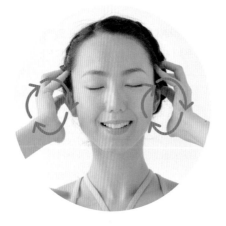

4 두 손으로 귀를 둘러싸듯 잡은 뒤 손가락으로 둥근 원을 그리며 머리 옆쪽을 가볍게 누른다. 두피가 움직일 정도로 돌리거나 앞뒤로 밀어서 자극한다. 30초에서 1분 동안 마사지한다.

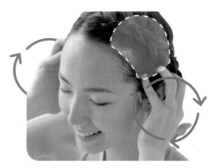

귀 위쪽 머리도 같은 방식으로 풀어주면 좋다.

위장 장애

배 주변을 늘여서 압박당하던 위를 풀어주고 활발히 움직이게 한다. 동시에 소화기관의 기능에 영향을 미치는 흉추에 생긴 유착도 풀어준다. 영웅 자세로 누워 있는 동안 명치와 배를 마사지하면 속이 더욱 편해진다. 최단 구성으로 하고 싶은 사람은 발바닥만 유착을 푼 후 동작을 시작한다.

 영웅 자세로 눕기

영웅 자세로 눕기
(챕터 3 저녁 스트레칭 참고)

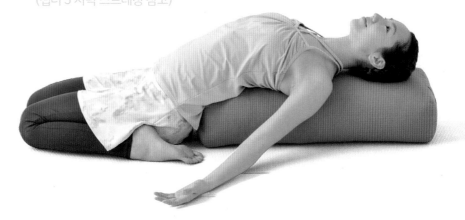

질이 유연하지 않을 때

케겔 운동으로 질에 생긴 문제를 해결할 수 있기는 하지만, 골반저근육에는 가느다란 근육이 아주 많이 겹쳐 있어서 여러 방향에서 자극해야 효과가 있다. 골반 안쪽과 골반 주변의 유착을 풀고 유연성을 되찾자. 최단 구성으로 하고 싶은 사람은 허벅지만 유착을 푼 후 동작을 시작한다.

Stretching **골반 유연성 기르기**

1 무릎 옆으로 젖히기
(챕터 3 아침 스트레칭 참고)

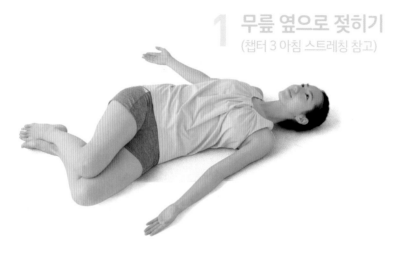

2 흉추 자극하기
(챕터 3 아침 스트레칭 참고)

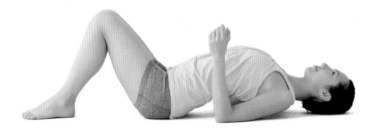

3 발바닥을 모은 상태로 허리 들기
(챕터 3 아침 스트레칭 참고)

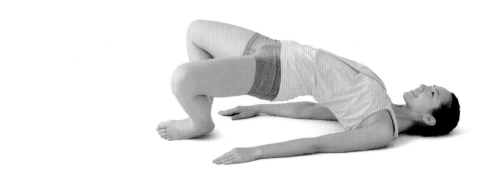

4 척추뼈 유착 풀기
(챕터 3 아침 스트레칭 참고)

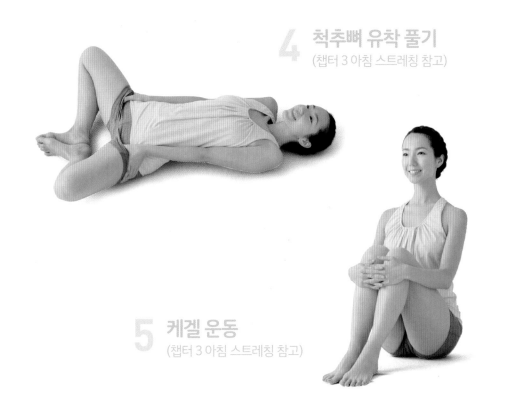

5 케겔 운동
(챕터 3 아침 스트레칭 참고)

요실금

골반저근육이 경직되면 요실금 증상이 생겨 기침이나 재채기를 할 때 소변이 새어 나올 수도 있다. 우선은 엉덩이 걷기로 준비운동을 해서 대요근과 장골근의 긴장을 푼 다음, 케겔 운동을 해보자. 남녀 불문하고 성생활이 만족스럽지 못하거나 정력 감퇴로 고민하는 사람에게도 추천한다. 최단 구성으로 하고 싶은 사람은 허벅지만 유착을 푼 후 동작을 시작한다.

Stretching **엉덩이 걷기 + 케겔 운동**

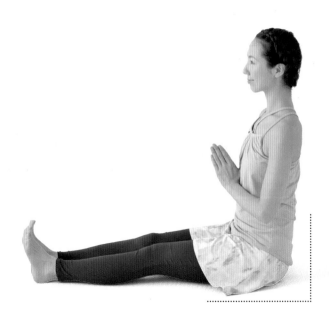

1 바닥에 앉아 다리를 앞으로 뻗는다. 궁둥뼈가 바닥에 닿도록 수직으로 세운 후, 턱을 가볍게 당기고 등을 곧게 편다. 가슴 앞에서 손바닥을 모으고 겨드랑이를 가볍게 조인다. 시선은 정면에 둔다.

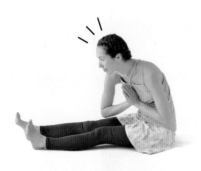

NG

앞으로 나가려고 너무 서두르다가 상체가
숙여지지 않도록 신경 쓰자.

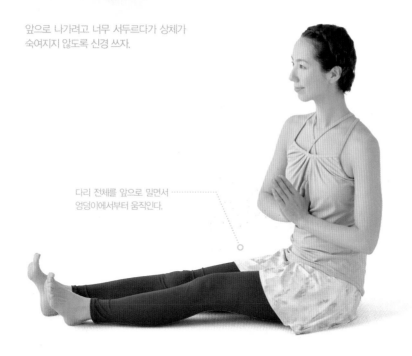

다리 전체를 앞으로 밀면서
엉덩이에서부터 움직인다.

2 자세를 유지한 채로 오른쪽 다리를 엉덩이에서부터 앞으로 밀어내며 한 걸음 나간다. 이어
서 왼쪽 다리도 마찬가지로 앞으로 밀어내며 나간다. 좌우 번갈아 다리를 움직여서 열 걸
음 전진한다. 움직일 때 상체가 좌우로 흔들리지 않도록 주의하자.

3~5회
반복

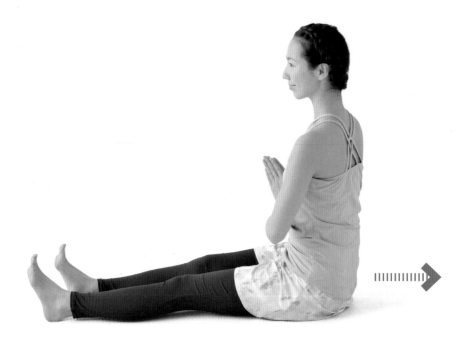

3 2번 자세 그대로 엉덩이에서부터 다리 전체를 끌어당기면서 뒤로 물러난다. 양쪽 다리를
좌우 번갈아 움직여 열 걸음 뒤로 물러난다. 2~3번 동작을 3~5회 반복한 뒤, 동작이 끝
나면 케겔 운동을 한다.

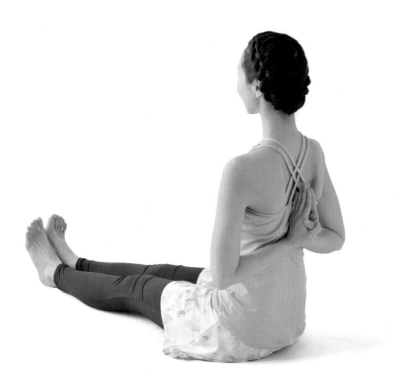

더 어려운 자세도 가능하다면

두 손을 등 뒤로 돌려서 손바닥을 모은 채 동작을 시작한다. 두 손바닥을 서로 세게 밀면서 다리를 움직이면 어깨가 앞으로 쏠리지 않는다.

라인이 예뻐지는
체형 리셋 스트레칭

스트레칭으로 다이어트 효과를 보고 싶거나 처진 가슴이나 엉덩이, 휜 다리 등 신체 고민이 있는 사람들을 위한 체형 리셋 스트레칭이다. 뱃살, 팔뚝, 다리 등 콤플렉스인 부분이 사람마다 다르므로 부위별로 다양하게 구성했다. 개선하고 싶은 부위가 여러 군데라면 각각 다른 동작을 이어서 해도 되고, 매일 다른 동작을 하나씩 순서대로 해봐도 좋다. 분명한 효과를 보고 싶은 사람은 유착 풀기, 체형 리셋 스트레칭, 하체 밸런스 스트레칭 순서로 하면 되고 바쁜 사람은 유착 풀기 후에 체형 리셋 스트레칭을 하면 된다. 간단 유착 풀기와 체형 리셋 스트레칭만 하는 최단 구성도 준비해두었으니 참고하자.

준비물 | 스트랩 또는 수건, 블록 또는 수건으로 싼 텀블러

 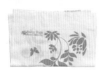 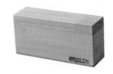 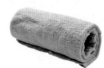

뱃살

골반을 중심으로 몸을 위아래로 늘여 볼록 나온 아랫배 군살을 없앤다. 깊은 호흡과 함께 발바닥에 무게중심을 실어보자. 또 허벅지 안쪽, 골반저근육, 발을 신경 쓰며 옆구리를 최대한 늘여보자. 최단 구성으로 하고 싶은 사람은 고관절만 유착을 푼 후 동작을 시작한다.

Stretching 나무 자세

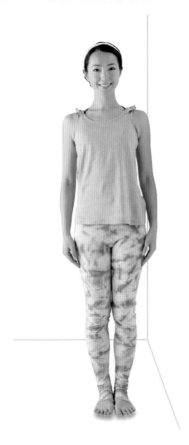

1 벽을 왼쪽에 두고 바르게 선다. 두 발을 가지런히 모아서 양발의 둘째 발가락이 같은 위치에 오도록 맞춘다. 두 발에 체중을 고르게 싣는다.

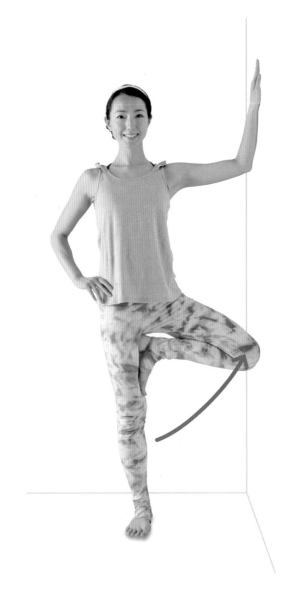

2 오른쪽 발에 체중을 싣고, 왼쪽 다리를 들어 발끝을 아래로 향하게 한 뒤 발바닥을 오른쪽 허벅지 안쪽에 붙인다. 왼손으로 벽을 짚고 오른손은 허리를 짚어 균형을 잡는다.

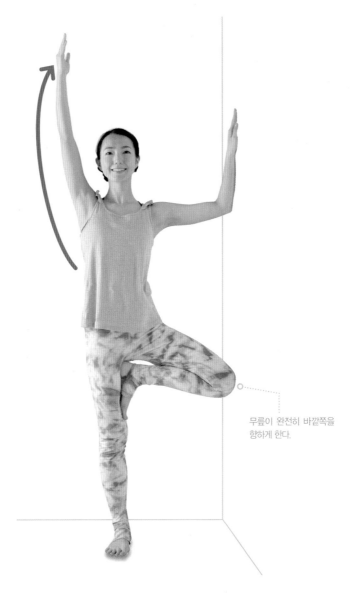

무릎이 완전히 바깥쪽을
향하게 한다.

3 오른팔을 머리 위로 뻗고 아랫배는 정면을 향한 채로 자세를 안정되게 유지한다. 이때 오
른쪽 어깨가 올라가지 않도록 주의한다.

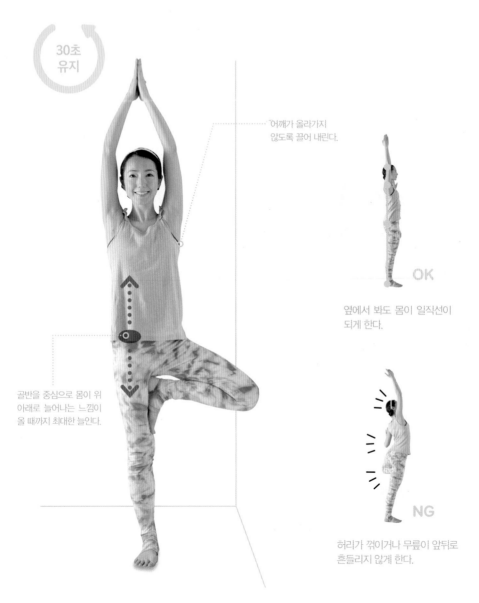

어깨가 올라가지
않도록 끌어 내린다.

OK

옆에서 봐도 몸이 일직선이
되게 한다.

골반을 중심으로 몸이 위
아래로 늘어나는 느낌이
올 때까지 최대한 늘인다.

NG

허리가 꺾이거나 무릎이 앞뒤로
흔들리지 않게 한다.

4 숨을 들이마시면서 왼쪽 팔도 위로 뻗어 정수리 위에서 두 손을 모은다. 배를 조이고 왼쪽
발바닥으로 오른쪽 허벅지 안쪽을 강하게 밀어내면서 자세를 유지한다. 동작이 끝나면 팔
과 다리를 바꿔 같은 방식으로 늘인다.

옆구리 살

배에 힘을 주지 않고 생활하다 보면 옆구리에 군살이 쌓인다. 옆구리 살이 고민이라면 삼각 자세로 옆구리를 충분히 늘여주자. 평소에 자극하기 어려운 몸 옆쪽 근육을 깨우는 효과가 있다. 최단 구성으로 하고 싶은 사람은 고관절과 무릎 아래만 유착을 푼 후 동작을 시작한다.

(Stretching) 삼각 자세

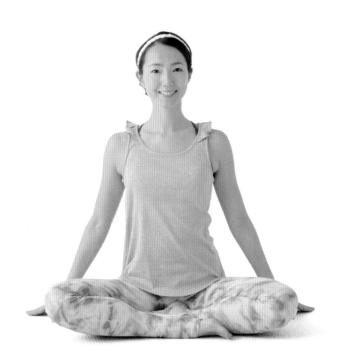

1 궁둥뼈가 바닥에 닿도록 수직으로 세워서 앉고, 등을 곧게 편다. 양 발꿈치가 몸의 중심선에 오도록 허벅지 가까이 당긴다. 두 손은 허벅지 뒤쪽 바닥을 짚는다.

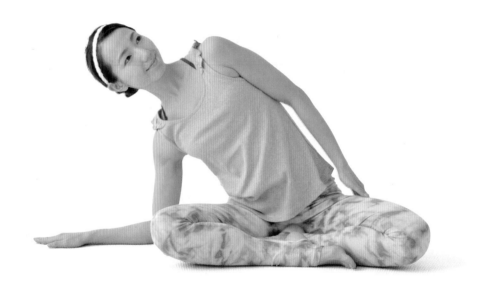

2 숨을 내쉬면서 상체를 오른쪽으로 기울여 오른쪽 팔꿈치부터 손바닥까지 바닥에 닿게 한다. 양쪽 궁둥뼈가 바닥에서 떨어지지 않도록 주의한다.

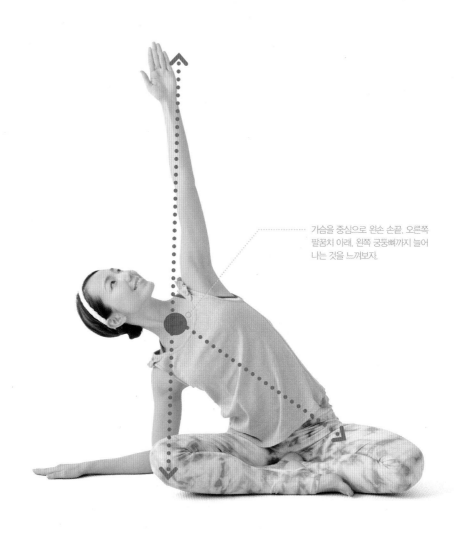

가슴을 중심으로 왼손 손끝, 오른쪽 팔꿈치 아래, 왼쪽 궁둥뼈까지 늘어나는 것을 느껴보자.

3 숨을 들이마시면서 왼팔을 천장을 향해 수직으로 뻗는다. 손바닥은 정면을 향하게 하고 시선은 왼손 끝에 둔다.

30초
유지

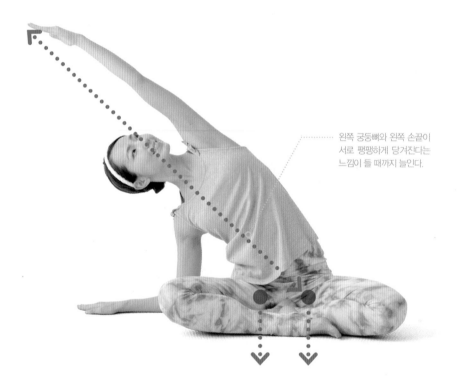

왼쪽 궁둥뼈와 왼쪽 손끝이
서로 팽팽하게 당겨진다는
느낌이 들 때까지 늘인다.

4 숨을 내쉬면서 왼팔을 뻗은 채 머리 위쪽으로 기울인다. 이때 좌우 궁둥뼈가 바닥에서 떨어지지 않도록 주의한다. 왼쪽 궁둥뼈와 왼쪽 손끝이 서로 팽팽하게 당겨지면 잠시 자세를 유지한다. 동작이 끝나면 1번 자세로 돌아가 반대편도 같은 방식으로 늘인다.

NG

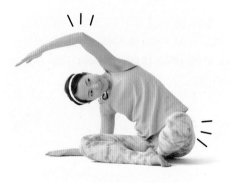

궁둥뼈가 바닥에서 떨어지거나 팔꿈치가
꺾이지 않도록 신경 쓰자.

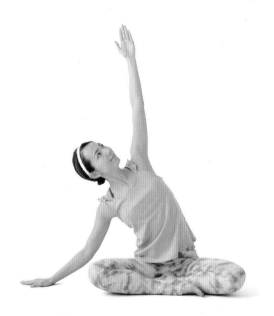

Easy 1

팔꿈치를 바닥에 붙이지 않아도 된다. 중요한 점은
허리에서 손끝까지 이어지는 몸통 옆쪽을 늘이는
것이다.

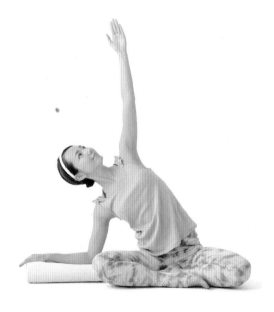

Easy 2

바닥에 댄 팔꿈치 아래에 쿠션을 두고 다른 팔은
똑바로 천장을 향해 뻗은 채로 유지해도 괜찮다.

등 쪽 군살

등에 군살이 있느냐 없느냐에 따라 뒤태와 옷맵시가 결정된다. 골반을 중심으로 앞뒤, 좌우, 그리고 원을 그리며 여러 방향에서 척추를 자극하고 어깨뼈 주변과 몸 전체의 경직을 풀면서 유연성을 길러보자. 좀처럼 신경 쓰지 못하는 등을 자극하고 지방을 태우는 데 매우 효과적이다. 최단 구성으로 하고 싶은 사람은 다리 전체만 유착을 푼 후 동작을 시작한다.

Stretching **타이 요가**

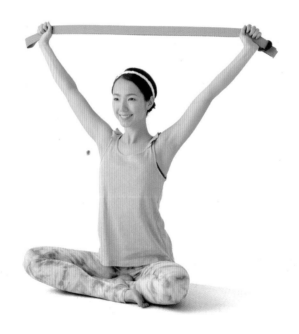

1 스트랩(또는 수건)을 준비한다. 궁둥뼈가 바닥에 닿도록 수직으로 세워서 앉고, 등을 곧게 편다. 양 발꿈치는 몸의 중심선에 오도록 허벅지 쪽으로 가까이 당긴다. 두 손을 어깨너비 두 배만큼 벌려서 스트랩을 잡는다. 숨을 들이마시면서 팔을 최대한 길게 뻗어 스트랩을 가슴 앞에서 머리 위로 들어 올린다.

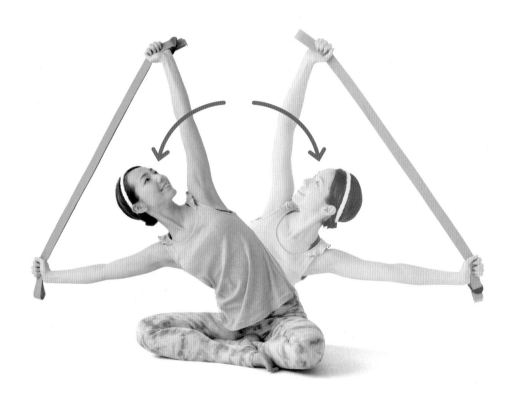

2 숨을 내쉬면서 상체를 오른쪽으로 기울였다가 마시면서 가운데로 돌아온다. 이어서 같은
방식으로 왼쪽으로 기울였다가 가운데로 돌아온다. 좌우 각 2~3회씩 반복한다.

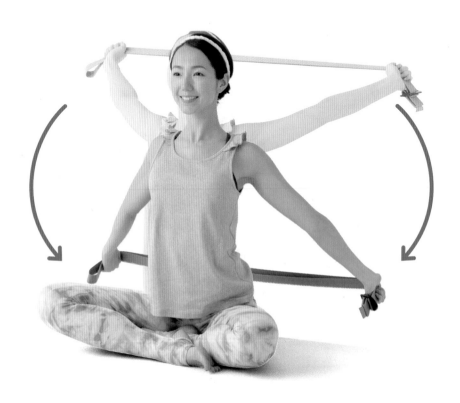

3 숨을 내쉬면서 어깨뼈를 모으고 스트랩을 등 뒤로 내린다. 그다음, 숨을 들이마시면서 스트랩을 다시 머리 위로 올린다. 내리거나 올릴 때는 팔을 최대한 길게 뻗는다.

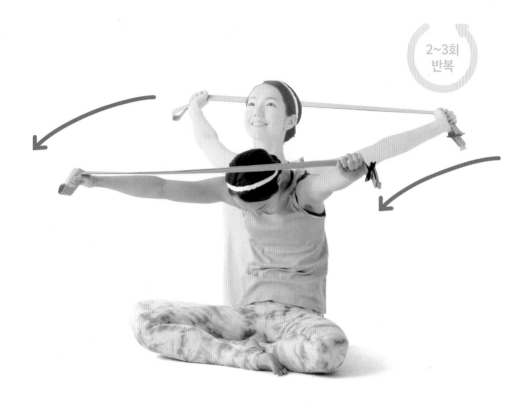

2~3회
반복

4 숨을 내쉬면서 스트랩을 어깨 앞쪽으로 가져온다. 어깨뼈 사이를 되도록 넓게 벌리며 등을
둥글게 만 뒤 숨을 들이마시면서 제자리로 돌아온다. 3~4번을 이어서 2~3회 반복한다.

 Side

척추로 알파벳 C를 그리는 듯한 느낌으로 등을
둥글게 말고, 고개와 가슴을 앞으로 숙인다.

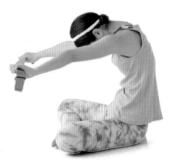

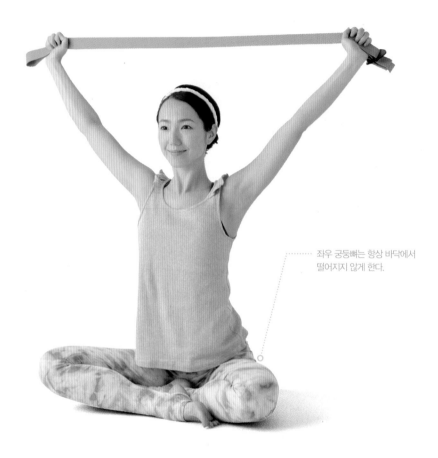

좌우 궁둥뼈는 항상 바닥에서
떨어지지 않게 한다.

5 다시 1번 자세로 돌아가 상체 돌리기를 준비한다.

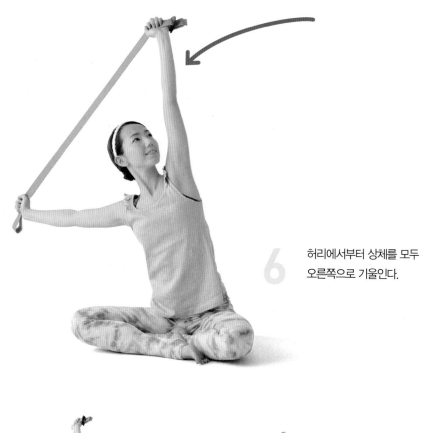

6 허리에서부터 상체를 모두
오른쪽으로 기울인다.

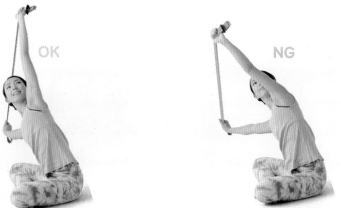

OK   NG

스트랩은 항상 머리 위에 수직으로 오게 한다.

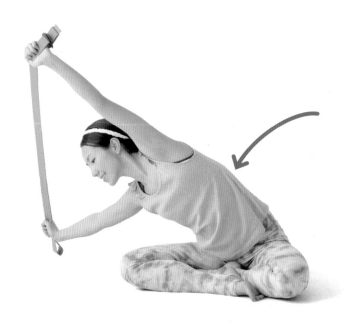

허리에서부터 상체를 바닥 쪽으로 숙인다.

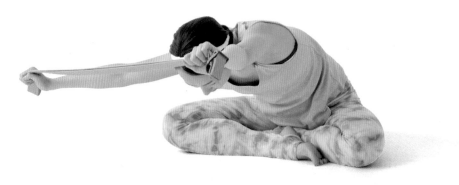

상체를 최대한 낮춘 뒤 왼쪽으로 돌린다.

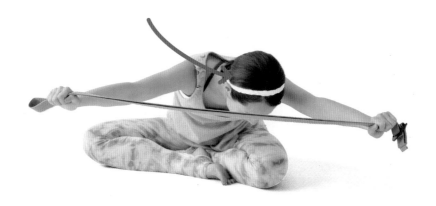

9 상체가 왼쪽 허벅지 위까지 오게 한다.

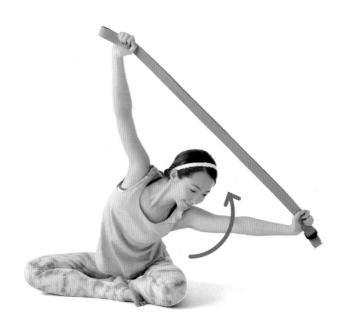

10 상체가 허벅지 위까지 오면 허리에서부터 상체를 일으킨다.

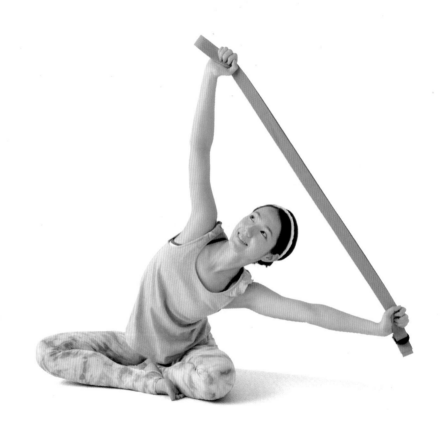

11 가슴이 정면을 향하게 하면서 상체를 완전히 일으킨다. 5~11번 자세를 오른쪽으로
돌렸다가 왼쪽으로 돌리며 번갈아 2~3회 반복한다.

처진 엉덩이

다리 뒤쪽 근육이 경직되면 엉덩이가 처진다. 힙업을 원한다면 골반의 심층부 근육과 다리 뒤쪽의 유착을 푼 뒤 올바르게 교정해야 한다. 간단한 동작으로 탄력 있는 애플힙을 만들어보자. 최단 구성으로 하고 싶은 사람은 발목, 발등과 발꿈치, 고관절만 유착을 푼 후 동작을 시작한다.

 ## 허벅지 뒤쪽 근육 늘이기

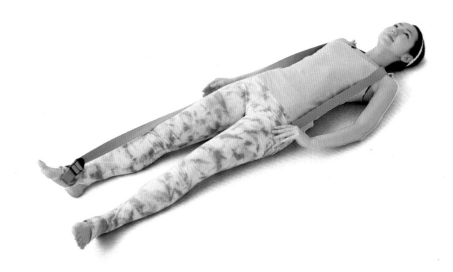

1 스트랩 한쪽 끝 고리에 오른쪽 발바닥을 걸어서 고정한다. 스트랩의 나머지 부분을 어깨에 둘러서 왼손으로 다른 한쪽 끝을 잡는다. 천장을 보고 바닥에 똑바로 누워 발등을 발목 쪽으로 당긴다.

※ 스트랩이 없다면 긴 수건을 접어 오른쪽 발바닥을 걸은 후, 왼손으로 양끝을 말아 쥔다. 천장을 보고 똑바로 누워 다리를 뻗었을 때 길이가 모자라지 않는 수건을 준비한다.

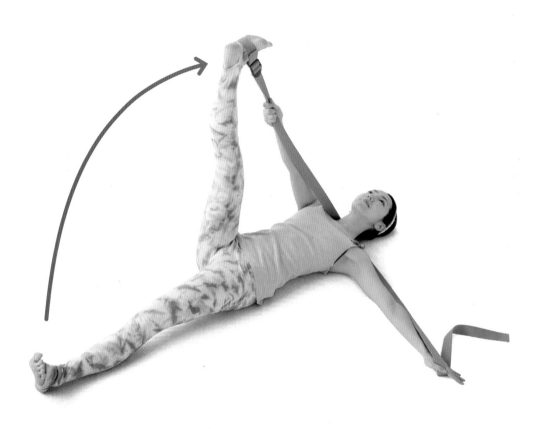

숨을 들이마시면서 오른쪽 다리를 천장을 향해 들어 올린다.

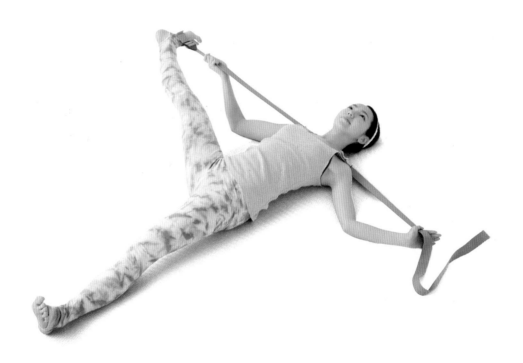

3 숨을 내쉬면서 오른쪽 다리를 바깥쪽으로 벌려서 바닥에 닿을 때까지 내린다.

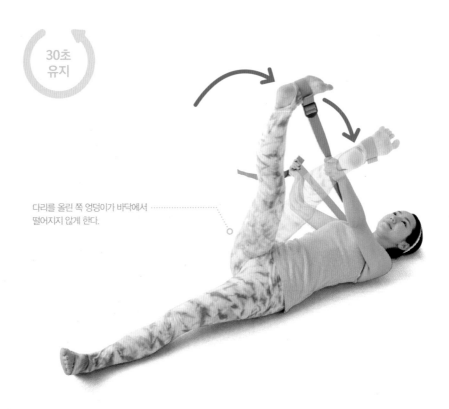

30초
유지

다리를 올린 쪽 엉덩이가 바닥에서
떨어지지 않게 한다.

4 숨을 들이마시면서 오른쪽 다리가 천장을 향하도록 당겼다가 숨을 내쉬면서 왼쪽으로 젖혀서 잠시 유지한다. 이때 엉덩이가 바닥에서 떨어지지 않도록 주의하자. 동작이 끝나면 왼쪽 다리도 같은 방식으로 늘인다.

NG

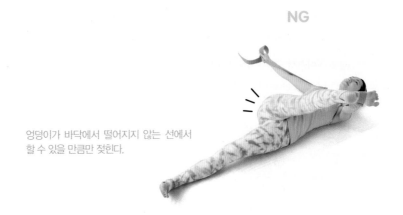

엉덩이가 바닥에서 떨어지지 않는 선에서
할 수 있을 만큼만 젖힌다.

늘어진 팔뚝

이 자세는 많은 사람이 알고 있는 플랭크 자세다. 플랭크를 할 때는 보통 손목과 어깨, 배만 신경 쓰기 쉬운데 늘어진 팔뚝이 고민이라면 팔꿈치와 어깨뼈를 의식해서 두 팔에도 자극을 주자. 최단 구성으로 하고 싶은 사람은 무릎 아래와 허벅지만 유착을 푼 후 동작을 시작한다.

 플랭크 자세

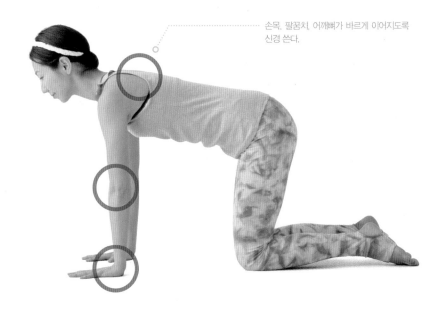

손목, 팔꿈치, 어깨뼈가 바르게 이어지도록 신경 쓴다.

1 손과 무릎으로 바닥을 짚고 엎드린다. 두 손은 어깨너비만큼 벌리고 다리는 모은다.

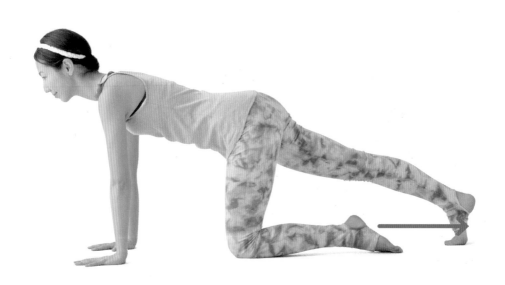

2 숨을 내쉬면서 오른발을 뒤로 끝까지 뻗는다.

30초
유지

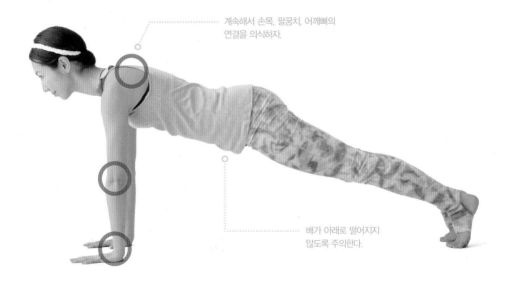

계속해서 손목, 팔꿈치, 어깨뼈의
연결을 의식하자.

배가 아래로 떨어지지
않도록 주의한다.

3 숨을 들이마시면서 왼발도 뒤로 뻗은 후, 두 발을 허리 너비로 벌린다. 두 발끝과 두 손에
체중이 실리게 하면서 배를 들어 올린다. 발꿈치에서 머리까지 일직선으로 만들고 손목,
팔꿈치, 어깨뼈의 연결을 의식하면서 자세를 유지한다.

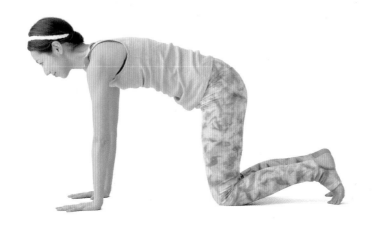

Easy

3번 자세를 따라 하기 힘들다면 1번 자세에서 발끝을 세워 발가락을 바닥에 댄 채 자세를 유지한다.

NG 1

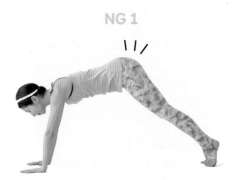

엉덩이를 너무 높게 들지 않는다.

NG 2

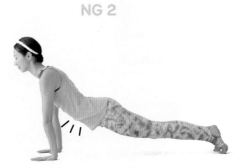

배가 바닥 쪽으로 떨어지지 않게 한다.

하체 비만

하체 군살을 빼주는 전사 자세는 다리를 앞뒤로 크게 벌려서 허리를 낮추고 땅을 밟고 힘 있게 서는 동작이다. 이 동작은 순환을 원활하게 하고 근력을 키워 하반신 전체를 가볍게 한다. 또 마음을 안정시키고 활력을 높이는 데에도 도움이 된다. 최단 구성으로 하고 싶은 사람은 무릎 주변과 다리 전체만 유착을 푼 후 동작을 시작한다.

 전사 자세

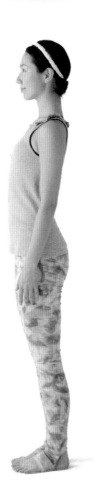

1 바르게 서서 다리를 모으고 두 팔을
자연스럽게 아래로 내려뜨린다.

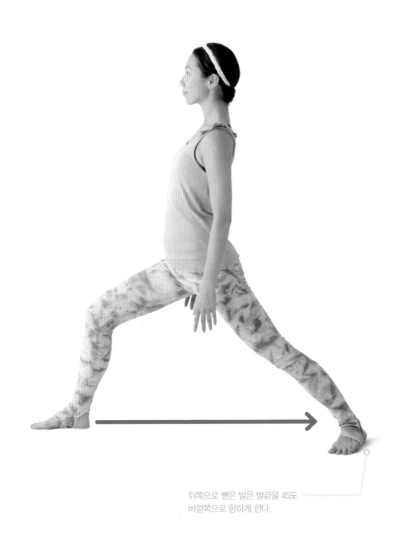

뒤쪽으로 뻗은 발은 발끝을 45도
바깥쪽으로 향하게 한다.

2 왼쪽 다리를 뒤로 멀리 뻗은 후, 발끝을 45도 바깥쪽으로 향하게 한다. 아랫배는 정면을 향
한 채로 숨을 내쉬면서 오른쪽 무릎만 굽혀 허리를 낮춘다.

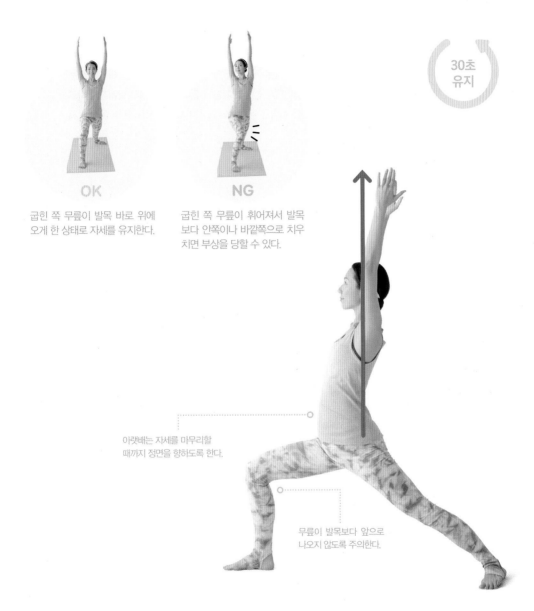

OK

NG

굽힌 쪽 무릎이 발목 바로 위에
오게 한 상태로 자세를 유지한다.

굽힌 쪽 무릎이 휘어져서 발목
보다 안쪽이나 바깥쪽으로 치우
치면 부상을 당할 수 있다.

아랫배는 자세를 마무리할
때까지 정면을 향하도록 한다.

무릎이 발목보다 앞으로
나오지 않도록 주의한다.

3 숨을 들이마시면서 두 손을 머리 위로 올린다. 손바닥이 서로 마주 보는 상태로 자세를 유
지한다. 이때 오른쪽 무릎이 오른쪽 발목보다 앞으로 나오지 않도록 주의하자. 동작이 끝
나면 1번 자세로 돌아가 오른쪽 다리를 뒤로 멀리 뻗은 후, 같은 방식으로 자세를 취한다.

처진 가슴

코브라 자세는 몸 전체의 아름다운 라인을 만들고 가슴을 처지지 않게 한다. 동작을 할 때는 허리를 꺾는 것이 아니라 길게 들어 올린다는 생각으로 등을 늘이면서 천천히 가슴을 편다. 머리끝부터 발끝까지 바르게 이어지도록 신경 쓰자. 최단 구성으로 하고 싶은 사람은 무릎 아래와 허벅지만 유착을 푼 후 동작을 시작한다.

 코브라 자세

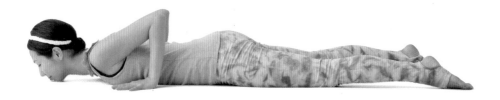

1 엎드려서 발을 허리 너비로 벌리고 바닥에 발등을 붙인다. 두 손으로 가슴 옆쪽 바닥을 짚는다.

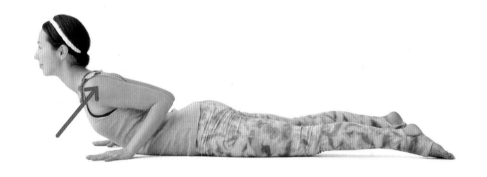

2 숨을 내쉬면서 팔꿈치를 옆구리 쪽으로 모으고 숨을 들이마시면서 상체를 들어 올린다.

30초
유지

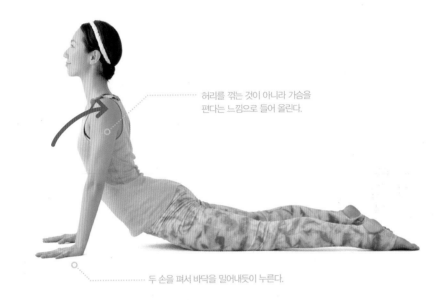

허리를 꺾는 것이 아니라 가슴을
편다는 느낌으로 들어 올린다.

두 손을 펴서 바닥을 밀어내듯이 누른다.

3 숨을 내쉬었다가 들이마시면서 팔꿈치를 펴서 가슴을 더 들어 올린다. 이때 치골이 바닥에서 떨어지지 않게 한다. 어깨뼈를 아래로 끌어내린 뒤 가슴을 편 상태로 유지한다.

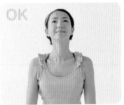

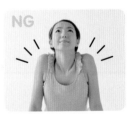

어깨와 귀의 간격이 멀어지도
록 어깨뼈를 끌어 내린다.

어깨 힘이 빠져서 고개가 움츠
러들지 않도록 주의한다.

O자 다리, X자 다리

O자, X자 다리를 교정하는 운동을 할 때는 허벅지뿐 아니라 궁둥뼈까지 힘을 주는 것이 중요하다. 내전근이 바르게 기능하면 허벅지 뒤쪽 근육은 물론 허리 주변 근육도 강화된다. 이 동작은 다리뿐 아니라 처지거나 펑퍼짐한 엉덩이가 고민인 사람에게도 좋다. 최단 구성으로 하고 싶은 사람은 발바닥과 고관절만 유착을 푼 후 동작을 시작한다.

 블록을 끼운 상태로 의자 자세

※ 블록이 없다면 텀블러에 수건을 말아서 준비한다.
수건 끝에 텀블러를 놓고 만 후에는 수건이 풀어
지지 않도록 고무줄이나 끈으로 묶어주자.

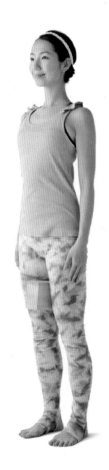

1 발을 허리 너비로 나란히 벌리고 선 뒤 무릎 위쪽
허벅지 사이에 블록을 끼운다.

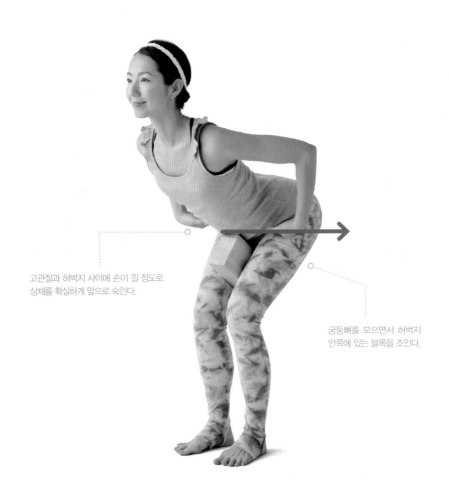

고관절과 허벅지 사이에 손이 낄 정도로
상체를 확실하게 앞으로 숙인다.

궁둥뼈를 모으면서 허벅지
안쪽에 있는 블록을 조인다.

2 고관절 부분에 양 손날을 대고 무릎을 굽혀 상체를 앞으로 숙인다. 숨을 내쉬면서 엉덩이
를 천천히 뒤로 뺀다.

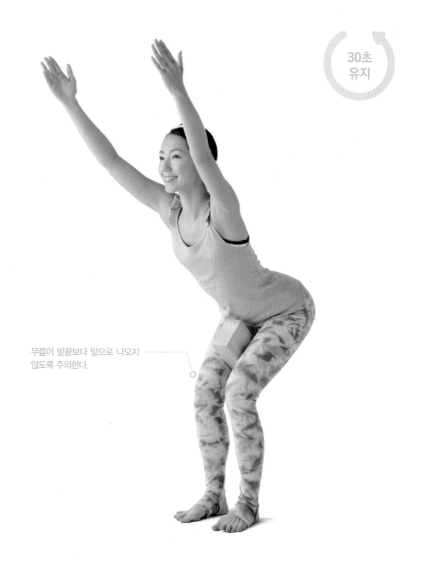

무릎이 발끝보다 앞으로 나오지
않도록 주의한다.

3 손끝부터 허리까지 일직선이 되도록 두 팔을 대각선 위로 뻗은 후, 아랫배를 가볍게 조이며
자세를 유지한다. 동작이 끝나면 숨을 들이마시면서 천천히 무릎을 펴고 두 팔을 내린다.

마음을 안정시키는
감정 조절 스트레칭

혈이나 자율신경을 자극하는 동작으로 안정을 찾고 긴장을 풀 수 있도록 돕는 스트레칭이다. 우울감이나 짜증, 스트레스로 인한 경직은 몸을 상하게 하고, 몸의 경직은 다시 마음에 나쁜 영향을 미친다. 아주 간단한 동작으로 몸의 활기는 물론 마음의 긴장까지 풀어보자. 순서는 통증 해소 스트레칭, 체형 리셋 스트레칭과 동일하다. 그날그날의 스케줄과 컨디션에 따라 기본 구성, 단축 구성, 최단 구성 중 편한 방식을 선택해서 부담 없이 시도해보자.

준비물 | 볼스터 또는 두께가 있는 쿠션

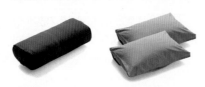

우울감

기분이 가라앉을 때는 누워서 편하게 할 수 있는 동작으로 활기를 되찾자. 고민이나 걱정에서 계속 벗어나지 못하면 뇌에도 피로가 쌓이고 온몸이 긴장 상태가 되기 쉽다. 뇌의 긴장을 풀어주는 혈인 정수리의 백회혈을 자극해서 활기를 되찾자. 최단 구성으로 하고 싶은 사람은 발목, 발등과 발꿈치만 유착을 푼 후 동작을 시작한다.

 물고기 자세

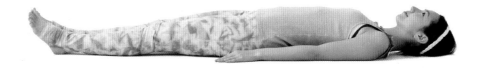

1 천장을 보고 똑바로 누워서 다리를 자연스럽게 모아 뻗는다. 두 팔은 몸 옆으로 가까이 붙여서 자연스럽게 뻗고 손으로 바닥을 짚는다.

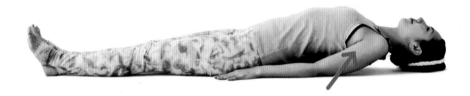

2 숨을 내쉬었다가 들이마시면서 팔꿈치에 힘을 주어 바닥을 누르며 가슴을 들어 올린다. 겨
드랑이를 가볍게 조이면서 양쪽 팔꿈치를 몸 아래로 끌어 내리고 손끝이 엉덩이 쪽을 향하
게 한다.

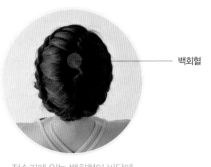

백회혈

정수리에 있는 백회혈이 바닥에
닿게 한다.

30초
유지

겨드랑이를 가볍게 조여서 가슴을 편다. ·······················

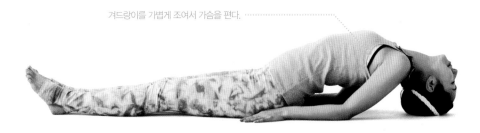

3 숨을 들이마시면서 가슴을 더 높이 들어 올린다. 숨을 내쉬면서 정수리를 바닥에 닿게 하
고 자세를 유지한다. 동작이 끝나면 숨을 들이마시면서 뒷머리를 바닥에 닿게 하고 숨을
내쉬면서 등을 천천히 내려놓는다.

Easy
몸에 힘이 들어가는 사람은 등 아래에
볼스터나 쿠션을 놓는다.

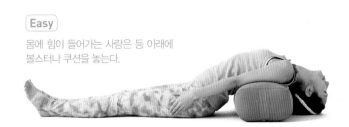

고민이 많을 때

배꼽 아래에 있는 단전을 자극하는 호흡법이다. 단전은 의사 결정력이나 결단력과 관련이 있다. 쉽사리 결정을 내리기 어려운 일이 있어 고통스럽다면 단전을 활성화하고 마음을 차분하게 가다듬자. 최단 구성으로 하고 싶은 사람은 무릎 주변과 다리 전체만 유착을 푼 후 동작을 시작한다.

 Stretching **단전호흡**

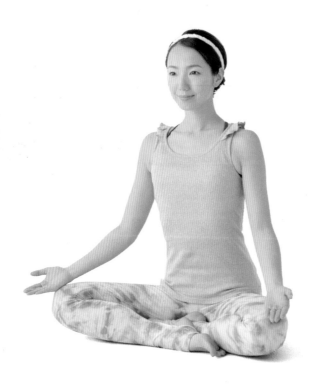

1 궁둥뼈가 바닥에 닿도록 수직으로 세워서 앉고, 등을 곧게 편다. 양 발꿈치가 몸의 중심선에 오도록 허벅지 가까이 당긴 뒤 양 손바닥을 위로 향하게 해서 무릎 위에 올린다.

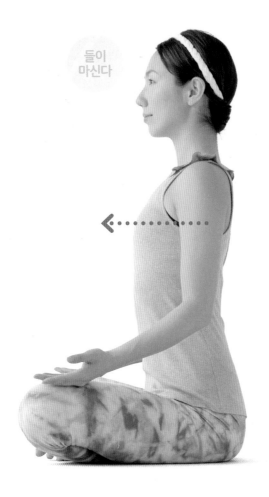

들이
마신다

2 코로 호흡하며, 숨을 내쉬었다가 마시면서 가슴을 부풀린다.

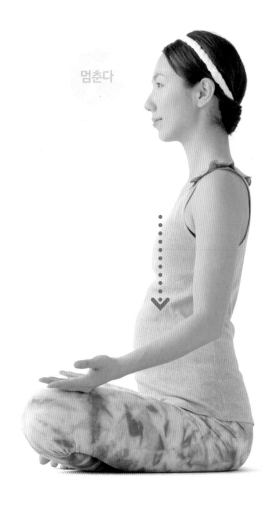

멈춘다

3 숨을 멈추고 가슴에 채운 공기를 아랫배로 내려 배꼽이 앞으로 튀어나올 정도로 배를 부풀린다. 공기가 가득 찬 공을 가슴에서 아랫배로 떨어뜨린다는 생각으로 하면 수월하다.

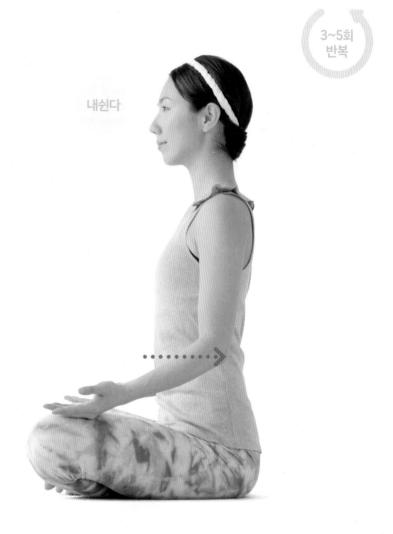

내쉰다

3~5회
반복

4 코로 천천히 숨을 내쉰다. 숨을 내쉬는 동안 배꼽을 등에 붙인다는 생각으로 배를 납작하게
만든다. 2~4번 자세를 3~5회 반복한다.

259

짜증이 날 때

짜증이 날 때는 신경이 모이는 엉치뼈를 따뜻하게 해서 부교감신경이 우위인 상태로 만들면 기분이 한결
나아진다. 볼스터에 몸을 기댄 채 따뜻해진 몸과 마음을 느껴보자. 최단 구성으로 하고 싶은 사람은 발바닥
만 유착을 푼 후 동작을 시작한다.

 엉치뼈를 따뜻하게

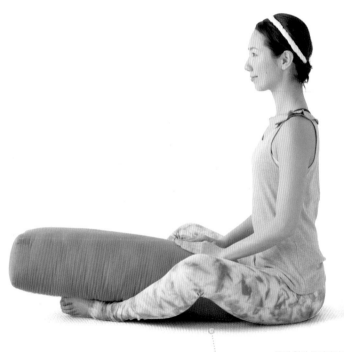

몸에 힘이 들어가지 않도록 볼스터나
쿠션의 높이를 조절한다.

1 엉치뼈에 핫팩을 붙인 뒤 두 발바닥을 모으고 무릎을 구부려서 다리가 마름모꼴 모양이 되
도록 앉는다. 볼스터(또는 쿠션)를 다리 위에 세로로 올린다.

1~5분
유지

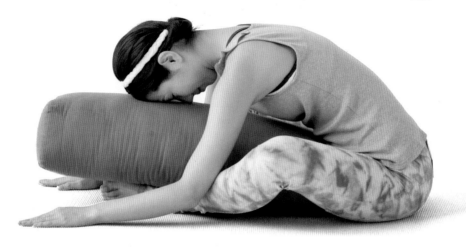

2   숨을 내쉬면서 상체를 앞으로 숙여서 이마가 볼스터에 닿게 한다. 두 팔은 볼스터 양쪽으로 자연스럽게 늘어뜨리고 자세를 유지하며 천천히 호흡을 반복한다.

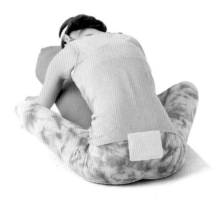

Back

엉치뼈에 핫팩을 붙이지 않고 손으로 문질러서 따뜻하게
해주어도 좋다. 이 동작을 할 때는 조이지 않는 속옷을
입는 것이 좋다.

블록을 이용한
속성 스트레칭

블록을 이용하는 스트레칭 동작으로 몸의 심층부에 생긴 유착을 풀어 가뿐한 몸을 만들어보자. 간단한 동작만으로도 바로 몸이 가벼워지는 것을 실감할 것이다.

블록을 이용해서 엉치뼈와 어깨뼈의 유착을 풀면 놀라울 만큼 몸이 부드러워진다. 뭉쳐 있던 조직이 블록의 압박으로 풀어지기 때문이다. 천장을 보고 똑바로 누웠을 때 허리나 어깨가 바닥에 닿지 않고 들뜬다면 특히 몸이 틀어져 있을 가능성이 크다. 이런 사람은 블록을 이용한 스트레칭을 시도해보자. 몇 분 후에는 허리나 어깨가 틀어진 정도가 완화되었음을 느끼게 될 것이다.

준비물 | 블록 또는 수건으로 싼 텀블러

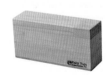 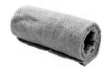

블록을 이용해서 하반신 풀기

골반을 교정하는 데 중요한 근육인 대요근, 장골근, 이상근을 바로잡고 샅굴 부위의 경직을 푼다. 이 동작은 하반신의 부기나 냉증을 완화하는 효과가 있다. 또 골반과 허리선이 매끈하게 변한다.

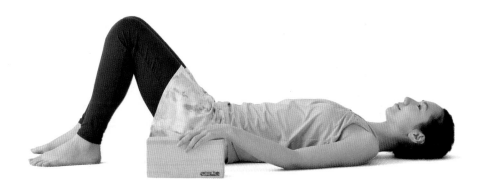

1 블록의 좁은 면을 바닥으로 해서 몸 옆에 세로로 둔다. 천장을 보고 바닥에 똑바로 누운 후, 다리를 모아 무릎을 세우고 두 발을 모은다.

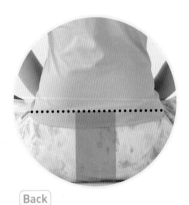

엉치뼈 위쪽에 블록 끝을 맞춰서 놓는다.

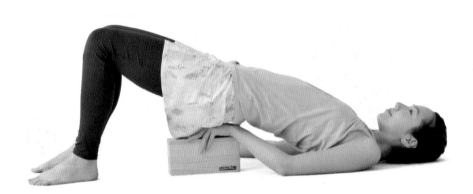

2 허리를 들어 블록을 엉치뼈 아래에 놓는다. 엉치뼈를 자극할 때 요추가 압박되지 않도록
블록의 위치를 조절한다.

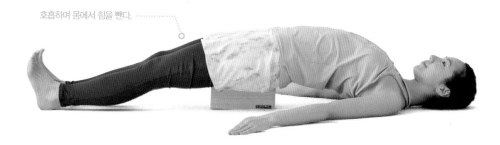

호흡하며 몸에서 힘을 뺀다.

3 두 무릎을 펴서 다리를 앞으로 뻗고, 발끝은 발목을 향해 당긴다. 두 팔은 몸 옆쪽으로 자연스럽게 늘어뜨리고 손바닥은 바닥을 향하게 둔다. 천천히 코로 호흡하며 호흡할 때마다 몸의 힘을 뺀 후, 목덜미를 늘이면서 자세를 유지한다. 동작을 마친 후에는 무릎을 세우고 허리를 들어 올려서 블록을 뺀 후, 천천히 허리를 바닥에 내려놓는다.

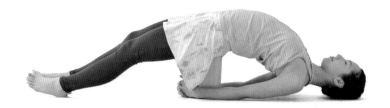

더 어려운 자세도 가능하다면

① 블록을 세워서 허리를 더 높이 들어 올린다.
② ①번 자세가 편해지면 등 뒤에서 손깍지를 껴서 어깨뼈를 모으고 가슴을 편다.

블록을 이용해서 상반신 풀기

호흡이 얕은 사람은 척추와 어깨뼈 주변이 경직되기 쉽다. 이 동작은 앞으로 몸을 숙이는 습관 때문에 수축한 늑골 사이를 이완해주므로 자세가 좋아진다. 또 처진 가슴을 올리는 데에도 효과적이다.

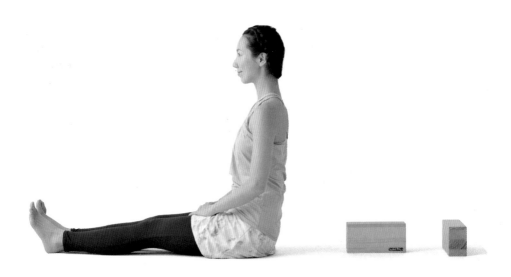

1 블록을 두 개 준비한다. 바닥에 앉아 다리를 앞으로 뻗은 뒤, 등을 곧게 펴고 궁둥뼈가 바닥에 닿도록 수직으로 세워서 앉는다. 블록 하나는 누웠을 때 어깨뼈 사이에 세로로 놓이도록 두고 나머지 하나는 뒤통수에 닿도록 가로로 놓는다.

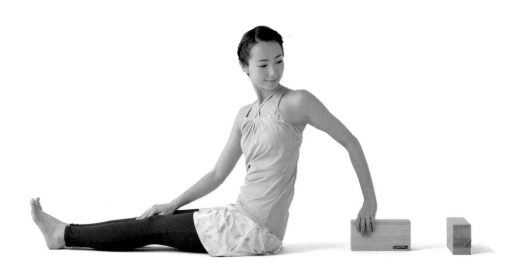

2 두 손으로 몸을 지탱하면서 상체가 블록 위에 놓이도록 천천히 눕는다.

1~5분
유지

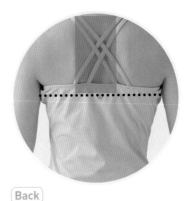

Back

어깨뼈 아래쪽에 블록 끝을 맞춰서 눕는다.

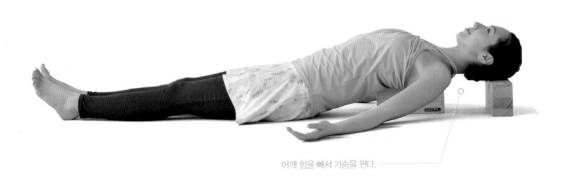

어깨 힘을 빼서 가슴을 편다.

3 천장을 보고 블록 위에 똑바로 눕는다. 두 팔을 몸 옆쪽으로 자연스럽게 늘어뜨리고 손바
닥은 천장을 향하게 한다. 어깨 힘을 빼고 가슴을 펴서 잠시 자세를 유지한다. 천천히 코로
호흡하며 온몸의 힘을 뺀다. 동작이 끝나면 팔꿈치와 손으로 바닥을 짚으면서 천천히 몸을
일으킨다. 숨을 내쉬면서 가슴과 허벅지가 가까워지도록 상체를 앞으로 숙인다.

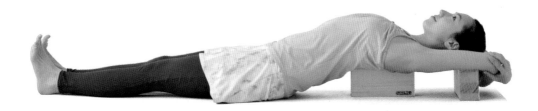

더 어려운 자세도 가능하다면

두 팔을 머리 위로 뻗어서 두 손으로 각각 반대편 팔꿈치를 잡는다. 팔과 겨드랑이를 늘이며 2~3분
동안 자세를 유지한다. 팔꿈치를 잡았을 때 위로 올라간 손이 아래에 오도록 바꿔 잡고 다시 2~3분
동안 자세를 유지한다.

인생을 변화시키고 싶다면
자세부터 바르게 하라

내 몸을 살피고 매일 꾸준히 자극하는 일은 아주 사소해 보이지만 인생을 극적으로 달라지게 하는 훌륭한 습관이다. 틀어진 몸을 바로잡으면 본래의 정상적인 상태로 돌아온다. 이러한 변화는 천천히, 하지만 확실하게 찾아온다.

앞서 말했듯, 나 역시 심각한 허리 통증과 중증의 부인과 질환 때문에 오랫동안 고통의 시간을 보냈다. 하지만 지금은 오히려 그런 일을 겪어 다행이라고 생각한다. 그 경험이 없었다면 자세가 바르지 못해 통증에 시달리는 사람, 좋지 않은 몸 때문에 우울감을 느끼는 사람의 상황을 이해하지 못했을 테고 그런 사람에게 도움을 주는 인생을 선택하지 않았을지도 모른다.

몸을 마음대로 움직이지 못하던 시기에는 눈앞에 힘들어하는 사람이 있어도 자리를 양보하거나 고민을 들어줄 여유도, 체력도 없었다. 그저 나 자신을 돌보기에도 바빴기 때문이다. 그렇지만 몸이 건강해지니 다른 사람들에게도 관심을 가지게 되고, 마음먹은 대로 실천하는 용기가 생겼다.

한 번이라도 통증에 고통받아본 사람이라면 알겠지만, 건강하다는 건 정말

멋진 일이다. 우리는 평생 한 몸으로 계속 살아가야만 한다. '스트레칭 하나로 뭐가 그리 달라지겠어'라며 해보기도 전에 피하지 말고, 일단 시작해보길 바란다. 과거의 나처럼 당신도 스트레칭을 시작한 다음 날 '어제보다 덜 아픈 것 같은데?'라고 느껴보길 바란다. 그리고 자신의 몸이 어떠한지를 진중히 살필 수 있게 되기를 바란다. 자신의 몸과 비로소 마주하는 일은 있는 그대로의 나 자신을 받아들이는 자존감으로도 이어지기 때문이다.

마지막으로 하체 밸런스 스트레칭을 독자들에게 소개할 수 있도록 도와준 모든 이들에게 깊은 감사를 전한다. 여러분이 행복한 내일을 맞이하는 데 이 책이 조금이라도 도움이 되었으면 한다.

졸업하고 오랜 기간 일본과 관련한 일을 하다 번역에 매력을 느껴 전문 번역가의 길로 들어섰다. 글밥 아카데미ᅳᅳ, 현재 번역 전문 그룹인 바른번역 소속 번역가로 활동하고 있다. 옮긴 책으로는 『오투오 마케팅 혁명: 28가지ᅳ 만나는 10가지 똑똑한 방법』, 『그림 읽는 시간』, 『나도 아침에 일찍 일어나고 싶다』 등이 있다.

여자의 평생 건강과 몸매를 만드는 하루 5분의 기적
하체 밸런스 스트레칭

초판 1쇄 발행 2019년 3월 18일
초판 6쇄 발행 2021년 6월 28일

지은이 다카하시 유키
옮긴이 조은아
펴낸이 김선준

편집1팀장 마수미 **편집1팀** 이주영
디자인 김세민
마케팅 조아란, 신동빈, 이은정, 유채원, 유준상
경영관리 송현주

펴낸곳 (주)콘텐츠그룹 포레스트 **출판등록** 2021년 4월 16일 제 2021-000079호
주소 서울시 영등포구 국제금융로2길 37 에스트레뉴 1304호
전화 02) 332-5855 **팩스** 02) 332-5856
홈페이지 www.forestbooks.co.kr **이메일** forest@forestbooks.co.kr
종이·출력·인쇄·후가공·제본 (주)현문

ISBN 979-11-89584-18-4 (03510)

(주)콘텐츠그룹 포레스트는 독자 여러분의 책에 관한 아이디어와 원고 투고를 기다리고 있습니다. 책 출간을 원하시는 분은 이메일 writer@forestbooks.co.kr로 간단한 개요와 취지, 연락처 등을 보내주세요. '독자의 꿈이 이뤄지는 숲, 포레스트'에서 작가의 꿈을 이루세요.